病院では治らなかった腰痛が さするだけで治る

1日3分

湘南カイロ会長
高木二朗太

Saiz

はじめに

腰痛になったらどこで治しますか？

多くの人は、病院へ行って検査をしてもらうのではないでしょうか。そして、痛みが引かない場合は、病院以外に活路を見出そうとします。

病院以外の療法も、整体、カイロプラクティック、鍼灸院、マッサージなど、色々あります。本書を手に取って頂いた皆さんの中にも、これまで多種多様な治療を受けてきた、という方は少なくないと思います。

しかし、残念ながら、それらの療法を受けてもなお、腰痛に苦しんでいる人はたくさんいます。

なぜ病院に行っても、療法を受けても腰痛が治らないのでしょうか？　**それは、あなたの腰痛の〝本当の原因〟にアプローチしていないからです。**

私は整体師とカイロプラクターという立場で47年近く臨床に携わり、延べ27万人以上の患者さんを診てきました。

腰痛以外に頭痛やめまい、首、肩、腕の痛みや痺れ、内臓不調や現代医学では原因不明な病気まで、ありとあらゆる症状を診てきました。

本書は、これまでの経験を通して私が見つけた**腰痛の本当の原因と、その解決方法を、多くの方に知ってもらいたい**と思い執筆しました。

「腰痛」と一言で言ってもその症状は千差万別。

腰が重い、違和感がある、鈍痛、立ちっぱなしや座りっぱなしだと痛みが出る、屈んだり中腰の姿勢で痛みが出る、腰を伸ばしたときに痛みが出る、立ったり座ったりした際に痛みが出る、寝返り、起床どきの痛み、ジッとしていても痛みや痺れで辛い、咳やくしゃみをすると激痛が走る等々、様々な症状がありますね。

これら、それぞれの痛みにそれぞれの原因があります。

しかし、それらを集約すると、

1・骨盤　2・腰椎　3・筋肉のトリガーポイント　4・筋膜　5・皮膚

この5箇所に問題が起きているということを、私は長年の研究から発見しました。

そして、これらへの施術こそが腰痛を根本的に治す秘訣だったのです。

また、腰痛はこれらの原因が複雑に絡まりあって症状が出てしまうのですが、その**症状の出方から、腰痛は4つのタイプに分類できる**ことも分かりました。

本書ではこの4タイプの腰痛を知って頂き、その**自己診断と自己療法を家庭でもできるようにまとめました。**

腰痛で苦しんでいる方々のお役に立てれば幸いです。

著者

自己診断をしてみよう

ご自身がどのタイプに当てはまるかを知るための、4つのタイプの自己診断法を説明します。

今回は1人でも判断しやすいように、「1・動体診断の部」と「2・問診の部」に分けました。

「1・動体診断の部」と「2・問診の部」の中で、A・B・C・Dが併せていくつあるかで診断しますので、P 11〜13の表に記入しながら行ってみてください。

診断は次ページから

〈立位姿勢検査・1〉

立ってみてください。
あなたの姿勢はどちらに近いですか？

真っ直ぐ立つことはできるが、
背中を伸ばし続けていると
痛みを感じる

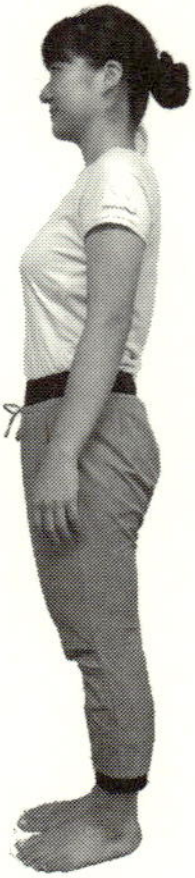

P11の **B** 欄に
◎をしてください

腰を伸ばして立つことに
困難を感じる

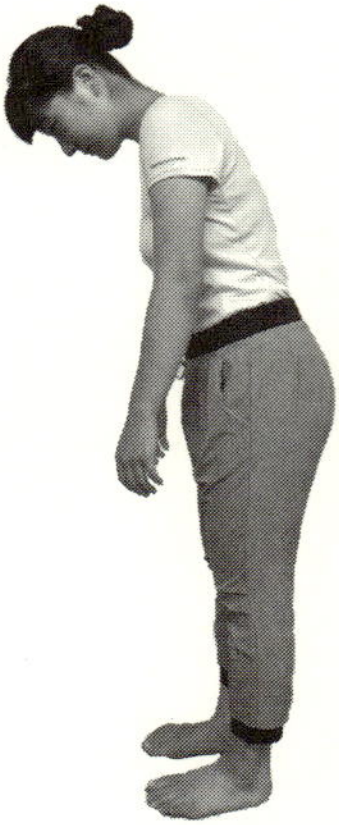

P11の **B** 欄に
◎をしてください

※どちらにも当てはまらない場合は、◯はつけないでください

〈立位姿勢検査・2〉

立った状態で後ろから見た姿勢は
どちらに近いですか？

からだは真っ直ぐに
なっている

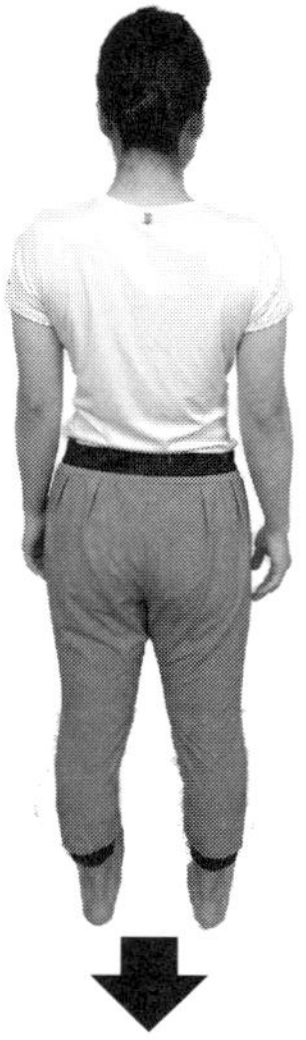

該当なし
(○はつけないでください)

からだが左右どちらかに
傾いている

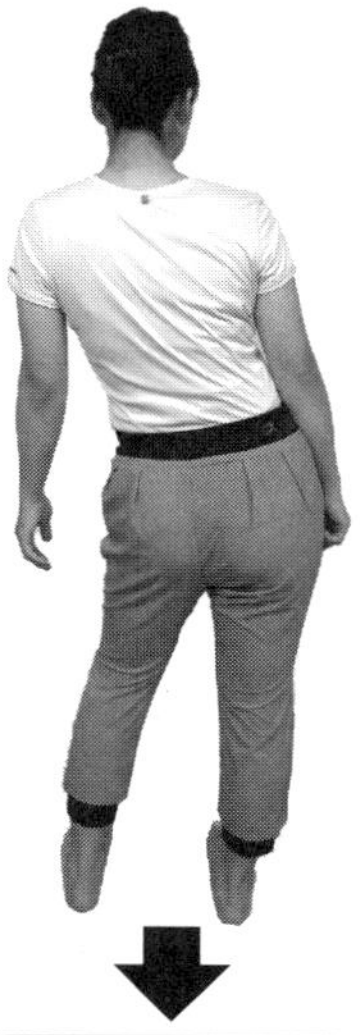

P11の D 欄に
◎をしてください

〈立位動体検査・1　屈曲〉

立った状態で前にからだを倒すと
痛みは出ますか？

痛くて倒すことができない
または
できるけれど痛みを感じる

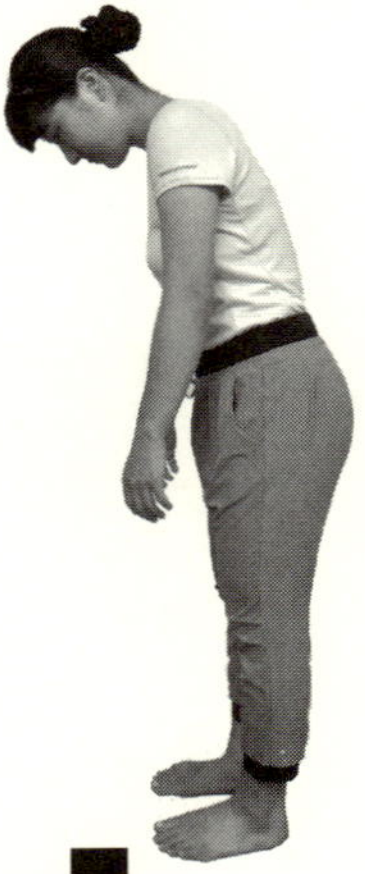

P11の **A** 欄に
◎をしてください

痛みが出ることもなく
普通に倒すことができる

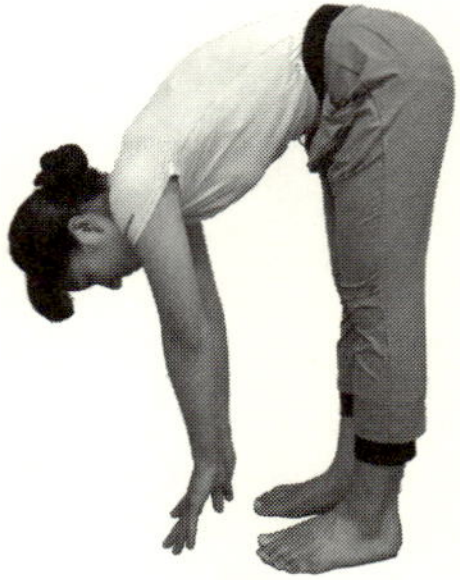

P11の **B** 欄に
◎をしてください

〈立位動体検査・2　伸展〉

立った状態でからだを
反らすことができますか？

痛みが出ることなく
からだを
反らすことができる

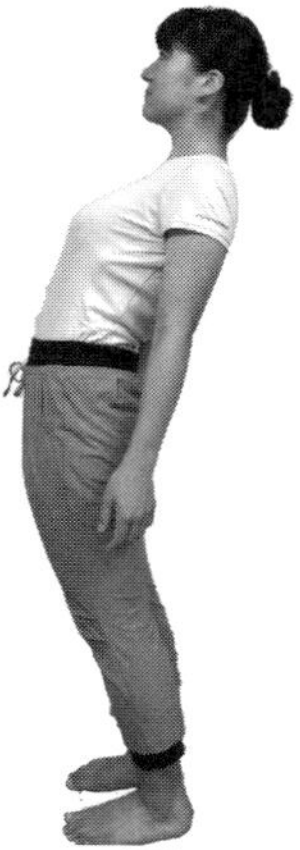

P11の **A** 欄に
◎をしてください

痛くて反らすことができない
または
できるけれど痛みを感じる

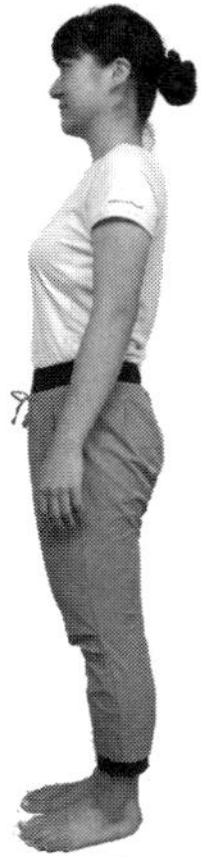

P11の **B** 欄に
◎をしてください

〈座位動体検査〉

座った状態で腰を前屈（お辞儀）すると
あなたの姿勢はどちらに近いですか？

前に倒すと痛みが出る

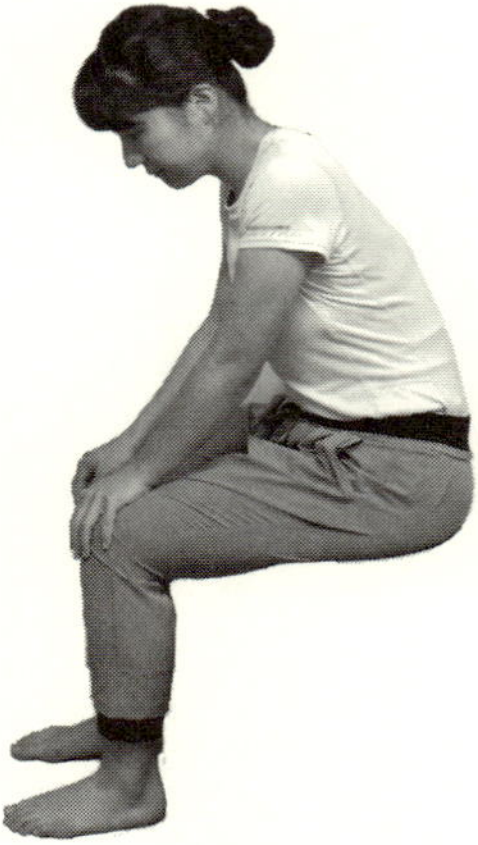

どこまで倒しても
痛みは出ない

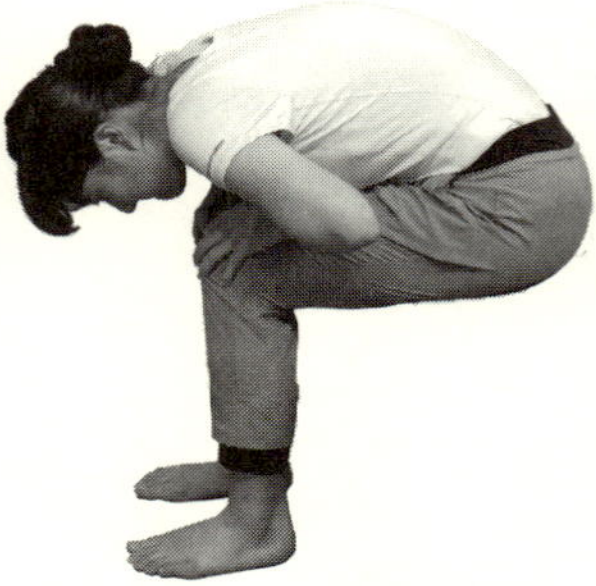

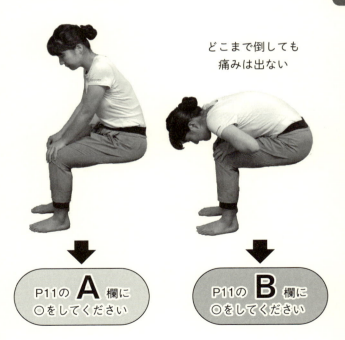

P11の **A** 欄に
◎をしてください

P11の **B** 欄に
◎をしてください

P 6〜10 の結果を下に書き込んでください

	腰痛タイプ診断 1・動体診断の部	A	B	C	D
立位姿勢・1（P6）	真っ直ぐ立つことはできるが、背中を伸ばし続けていると痛みを感じる				
	腰を伸ばして立つことに困難を感じる				
立位姿勢・2（P7）	からだは真っ直ぐになっている				
	からだが左右どちらかに傾いている				
立位動体・1 屈曲（P8）	痛くて倒すことができない、またはできるけれど痛みを感じる				
	痛みが出ることもなく普通に倒すことができる				
立位動体・2 伸展（P9）	痛みが出ることなくからだを反らすことができる				
	痛くて反らすことができない、またはできるけれど痛みを感じる				
座位動体（P10）	前に倒すと痛みが出る				
	どこまで倒しても痛みは出ない				

ここからは問診の部です。
当てはまるものがあれば、該当欄に○をつけてください。

	腰痛タイプ診断 2・問診の部	A	B	C	D
辛い姿勢は？	座っている姿勢が痛い				
	お辞儀や腰をかがめる、中腰の姿勢が痛い				
	腰を伸ばす、真っ直ぐ立つ姿勢が痛い				
	腰を反らすと痛みが増す				
	腰を曲げても伸ばしても痛いが、どちらかの症状が強い場合が多い				
	からだが傾いていて真っ直ぐ立っていられない				
眠るときの姿勢は？	仰向けに寝られるが、横向きでは寝られない				
	仰向けには寝られないが、横向きなら寝られる				
	仰向け、横向き、どの格好でも寝るのが辛い				

	腰痛タイプ診断 2・問診の部	A	B	C	D
日常で辛い作業は？	顔を洗う姿勢が痛い		＼	＼	＼
	ズボンや靴下を穿く姿勢が痛い		＼	＼	＼
	座っていて立つ時に腰が伸びない	＼		＼	＼
	立ちっ放し、歩く姿勢が痛い	＼		＼	＼
	立って歩くのも、座っているのも痛い	＼	＼		＼
その他	腰が左右どちらかに傾いている（左に傾く場合が多い）	＼	＼	＼	

【診断結果】

D列に１つでも○があった方……………④傾斜タイプ

A列だけに○がついている方……………①屈曲タイプ

B列だけに○がついている方……………②伸展タイプ

A、B、Cいずれかが交じっている方…③複合タイプ

詳細は次ページに

〈4タイプの詳細〉

①屈曲タイプ

腰をかがめたり、座っていたりすると痛むタイプです。
詳しい状態は114ページを、治療法は121ページをご覧ください。

②伸展タイプ

腰が伸ばせない、立っていたり歩いたりすることが困難なタイプです。
詳しい状態は129ページを、治療法は137ページをご覧ください。

③複合タイプ

①と②の複合症状、両方持ち合わせた重症なタイプです。
詳しくは148ページを、治療法は154ページをご覧ください。

④傾斜タイプ

からだは傾き、座っていても、立っていても、寝ていても痛い。寝返りや起き上がることも困難、咳やくしゃみで激痛が走るような重症なタイプです。詳しい状態は155ページを、治療法は164ページをご覧ください。

【重症診断】　咳検査

最後に咳払いをしてみてください。腰に痛みが響きますか？

これは４つの分類とは関係なく、重症か軽症かを判断する検査です。咳をしても痛みが軽いのでしたら軽症、激痛が走る場合は重症です。軽い痛みがある場合でも激痛が走る場合でも、炎症を伴っていることが疑われますので、咳をすることで痛みが出る場合は冷湿布かアイシングをしましょう。

ぎっくり腰などの急性腰痛や重症の腰痛の場合、咳やくしゃみで激痛が走ることが多いです。

第２章

腰痛の本当の原因はこれだ！

第３章

腰痛の４つのタイプと自己療法

第４章

腰痛の予防法

第1章

なぜ、腰痛は治らないのか

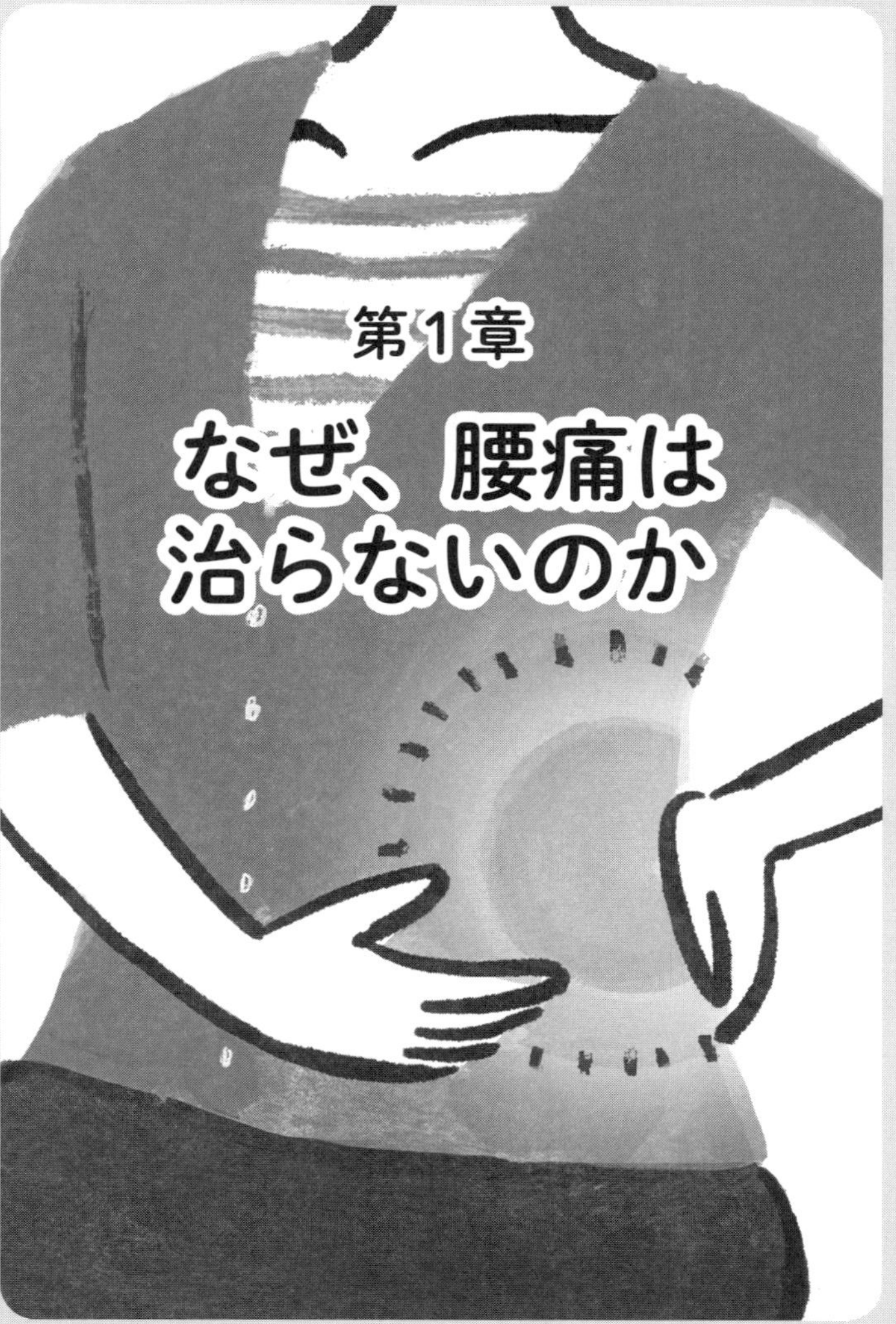

腰痛患者は年々増加している

厚生労働省の研究班は「腰痛持ちは全国で2800万人」と推定しています。これは、「人口の4人に1人」に腰痛があるということを示しています。もはや、腰痛は国民病と言っても過言ではないのです。

しかも、この数字は年々増えています。つまり、治療しても治らないで継続的に痛みを抱えている人が多い、ということです。

では、なぜ腰痛は治りにくいのでしょうか？

それは原因を治していないからです。**根本的な治療を行っていないから、腰痛はなかなか完治しない**のです。

▽ボキッと鳴らしていては治らない

私が腰痛という難題に最初に出会ったのは47年くらい前、整体院としては日本で1、2を争う有名な先生の所に住み込みで弟子入りし、整体師を目指していたときのことです。

当時は、関節をボキッと鳴らす施術が主流の時代で、ボキッと鳴ればズレが入ったと教わり、来る日も来る日も患者さんのからだをボキッと鳴らし続けていました。

その整体院の先生はテレビに出ることもあったため、患者さんの数も多く、その整体院では1日200人くらいの患者さんを診ていました。私も多い日には50人くらいを担当し、毎日毎日ボキッと鳴らしてズレを入れていました。

そうこうしているうちに腕を見込まれ、分院を任されるまでになったのですが、**先生に見込まれるまで腕を磨いていたにもかかわらず、患者さんには良くなる人と良くならない人がいました。**

何で良くならないのだろう。自分の技術が悪いからか、それとも患者さんが重症過ぎるからだろうか……、当時の私は思い悩みました。

なかなか良くならない人の症状を1日でも早く改善してあげたい。私は腰痛の治療について研究を重ねました。

その時出会ったのが、現在の私の施術の主軸になっている、カイロプラクティックです。

カイロプラクティックは130年以上前にアメリカで誕生した手技療法で、アメリカでは「ドクター　オブ　カイロプラクティック」の称号で知られている、薬、注射、手術をしない、手技で病気を治す医師のことです。

当時は、アメリカのカイロプラクティック大学を卒業して日本に戻った先生方が、ボキッとしない治療法を広めていた時期で、私もその話を聞いて教わりに行きました。

そこで見たカイロプラクティックの治療は、ボキッとしなければ治らないと思っていた自分には衝撃的でした。

しかし、半信半疑でそれを勉強して患者さんに施術をしたところ、**今まで良くならなかった症状が改善した**のです。

これは、今まで治らなかった人にも効果があるのではと思い、私は新しい治療法のセミナーがあれば片っ端から受講しました。やればやるほど、今まで難治と思っていた人が良くなっていくのを目の当たりにして、さらに勉強と探求に明け暮れました。

そして今までの経験に加えて、解剖学、生理学、運動力学などの研究を重ねた結果、ついに、**従来の骨盤や背骨の施術だけでは良くならない腰痛の症状の原因と、その調整法を開発した**のです。

腰痛の原因は別のところにある！

なぜ、これまで、腰痛は根本的な治療を行うことができていないのでしょうか？

それは現在、**腰痛の原因と言われている病名が、腰痛の原因ではないからです。原因ではないものをいくら治療しても、治るわけがありません。**

例えば、婦人科疾患の症状でお腹が痛くなったものの、腹痛だから内科だろうと目星をつけ、内科を受診したとします。

内科で尿検査や血液検査、レントゲン撮影などをしても、原因は婦人科疾患なのでどうして腹痛が起きているのかは分かりません。大腸検査をしても原因は見つけられません。

それでも痛み止めは処方されるので一時的に痛みが治まる場合もありますが、痛みが強ければ鎮痛剤も効きません。

婦人科で、腹痛を起こす根本原因である婦人科疾患を見つけ出し、治す必要があります。

腰痛も同じなのです。

腰が痛いから整形外科を受診します。すると、椎間板《ついかんばん》ヘルニア、脊柱管狭窄症《せきちゅうかんきょうさくしょう》、分離症、すべり症、変形性脊椎症、骨粗しょう症などと診断されるでしょう。

そして、貼り薬、痛み止め、筋肉注射、神経ブロックといった対症療法を行うことになるはずです。

しかし、鎮痛剤などで一時的に痛みは治まるかもしれませんが、なかなか根本的には治らない。これは腰痛の原因が、これらの病名が示すものと違っているからです。

▽椎間板ヘルニアの例

例えば、腰痛の代表的な病名の1つに椎間板ヘルニアがあります。

ヘルニアとは、突出という意味です。「椎間板ヘルニア」は椎間板の中心にある髄核《ずいかく》と言われるゲル状の組織が椎間板を破って飛び出し、それが神経を圧迫して痛みが出る状態です。

そして、もし、髄核が飛び出ていれば坐骨神経《ざこつしんけい》を圧迫して坐骨神経痛が出るはずです。

ところが、**現実にはヘルニアと病名がついても腰痛だけの人が多く、しかも髄核が出て**

いる側に腰痛が出ている人より、腰全体に痛みが出ている人が多いのです。

なぜこのようなことが起きるのでしょうか。

それは多くの人が実際は「椎間板ヘルニア」ではないからです。

一般的に椎間板ヘルニアと診断される場合は、レントゲンを撮ると背骨と背骨の間が狭くなっている様子が写ります。そして、この背骨の間が狭くなっている様を見て、背骨の間から椎間板が圧迫されて飛び出し、神経を圧迫するために症状が出ているとされます。

ところで、先ほど、「ヘルニアを診断する際にレントゲンを撮影すると、背骨と背骨の間が狭くなっている」と申し上げましたが、実は肝心の椎間板は軟

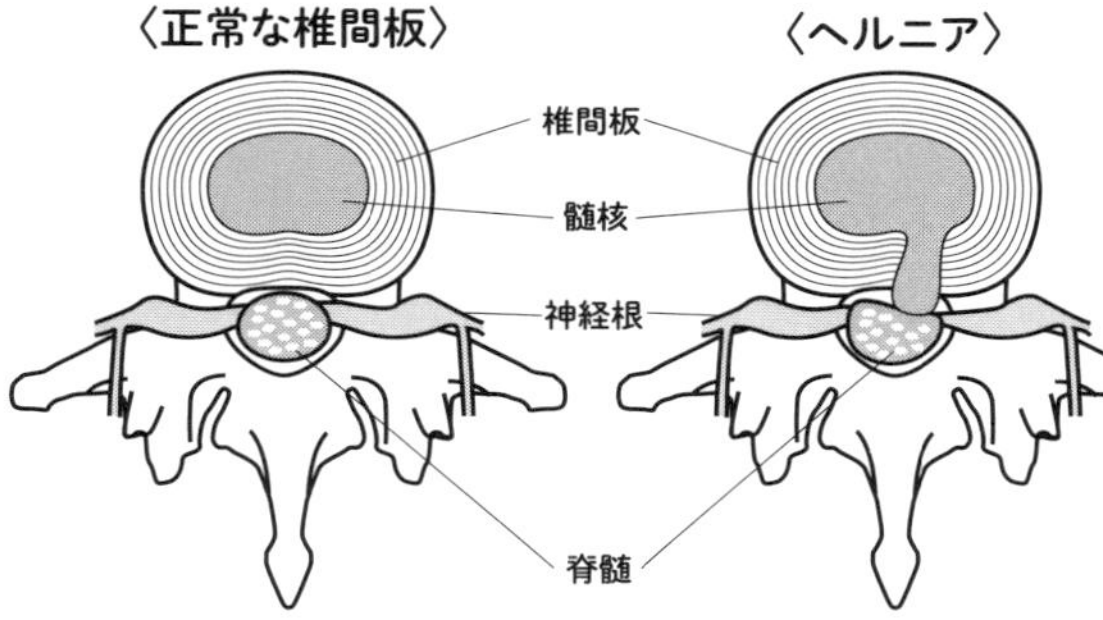

骨であるため、レントゲンでは写りません。診断をくだす際は、背骨と背骨の間が狭くなっているので椎間板も圧迫されて飛び出ているだろう、という〝憶測〟で行っているのです。

また、MRIならば、神経の出てくる椎間孔《ついかんこう》が狭くなっている様子や、実際に神経を圧迫したものが写りますし、椎間板の膨隆《ぼうりゅう》や髄核の脱出を見つけることができます。

しかし、そもそも、**これらの状態と痛みとの因果関係は分かっていない**のです。これを裏付けるかのように、ヘルニアの場合、椎間板を削る手術をしても症状が改善されなかったり、痺れなどが更に出たりして悪化するケースがあります。

原因と言われた部位を手術したにもかかわらず症状が改善しないのは、手術した所が原因ではなかったからです。

また、どんなに精密に検査ができたとしても、原因ではない場所を調べていては意味がありません。

1994年に米国連邦政府厚生省ヘルスケア政策・研究局が作成した、『成人の急性腰痛治療ガイドライン』には、次のような調査結果が報告されています。

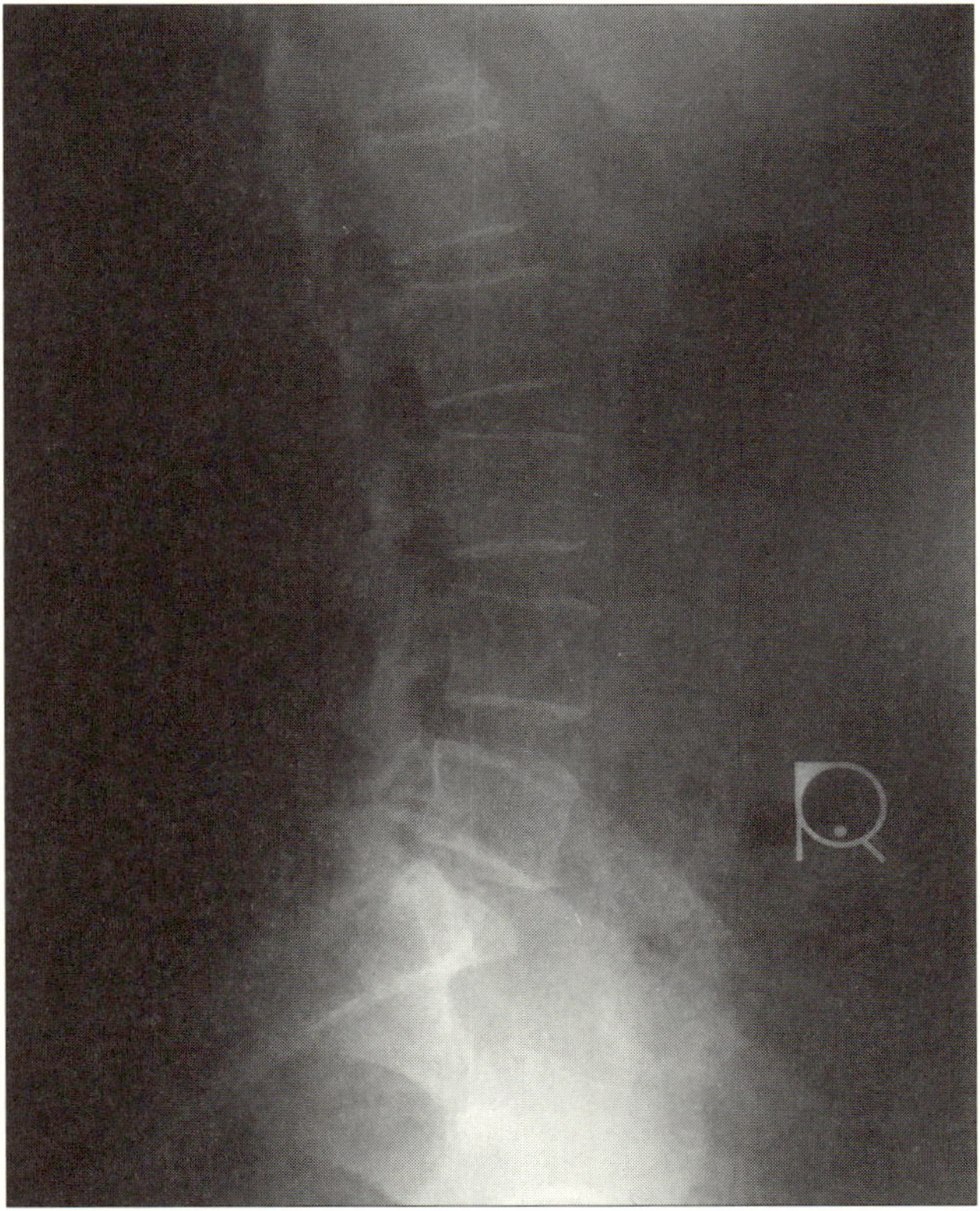

背骨のレントゲン写真。レントゲンでは、背骨は写るが椎間板は写らない。

腰痛の病歴のない62人の対象者のＣＴスキャンの読影を行ったときのものです。

40歳以下の対象者では、脱出した椎間板は平均して対象者の19・5％に発見され、40歳以上の対象者では、平均して50％に異常所見がありました。内訳は、対象者の27％が椎間板ヘルニア、10％が関節面肥大、３％が脊柱管狭窄症と診断されました。

また、腰痛の症状のない女性３０２人を対象にしたＭＲＩスキャンの読影（彼女らは腰部ではなく産科的な問題のためにスキャンを受けていた）では、21～30才までの女性で34％、31～40才の女性で60％、70才の女性で95％に、変性椎間板が発見されました。膨出した椎間板はＭＲＩによって84人の妊婦の11％と、妊娠経験のない56人の女性のうち13％に見つかっています。

さらに、健常者を対象にＣＴで椎間板を調べたところ、20～27％、ＭＲＩでも21～36％の人に椎間板ヘルニアと推測されるであろう状態が見つかっています。

他にも、腰痛患者と腰痛の無い人を同じ人数ＭＲＩ検査したところ、どちらにも同じ位の椎間板ヘルニア、脊柱管狭窄症、分離症、すべり症を持っている人がいることが分かりました。

このように、**「何らかの腰痛を抱えすでに診断名がついている人」**にも、**「腰に痛みを感

じておらず何の診断も受けていない人」にも、同じパーセンテージで椎間板にヘルニアがあることが判明したのです。このことから、それらの**椎間板の変形は腰痛の原因ではないという結果が出ました。**

これでお分かりのように、今まで椎間板ヘルニアが原因と言われていたのは画像診断上のもので、臨床的には何も関係なかったのです。手術をしても治らない方や再発や悪化する方が多いのもうなずけます。

私の所には、「椎間板ヘルニア」と診断されて手術をしても症状が変わらない、または悪化した患者さんが多数いらっしゃいますが、施術をすれば症状の改善が見られます。

それは、原因とされていた椎間板が原因ではなく、施術をした骨盤や腰椎、筋肉群が原因だったからです。

▽分離症の例

腰椎の椎体《ついたい》と椎弓《ついきゅう》部分で骨の連携が断たれてしまい、椎体と椎弓が離れてしまっている状態を腰椎分離症《ようついぶんりしょう》といいます。

分離症は先天性と後天性のものがあります。先天性のものは生まれつきのもので、後天性の多くは、子どもの頃にスポーツなどで繰り返し負荷がかかったために、疲労骨折を起こしたものと考えられています。

病院の治療は保存療法が第一に選択されます。まず、安静とコルセットの装着。薬物療法では、消炎鎮痛剤や筋弛緩剤。ホットパックや牽引《けんいん》などの理学療法や神経ブロック療法などもあり、これらの保存療法で症状が改善しない場合は、固定術などの手術を勧められます。

しかし、それらの治療を受けても治らなかった、という人たちが私の施術院にいらっしゃることは少なくありません。

私の所に来た分離症の患者さんの多くは、腰痛と下肢の痛みや痺れの症状が出ており、立っていることや歩くことが辛い方です。

このような症状の患者さんに対しても、原因に即した施術を行えば症状は改善します。

なぜ病院では治らなかったものが、施術をすると症状の改善が見られるのでしょ

〈分離症〉

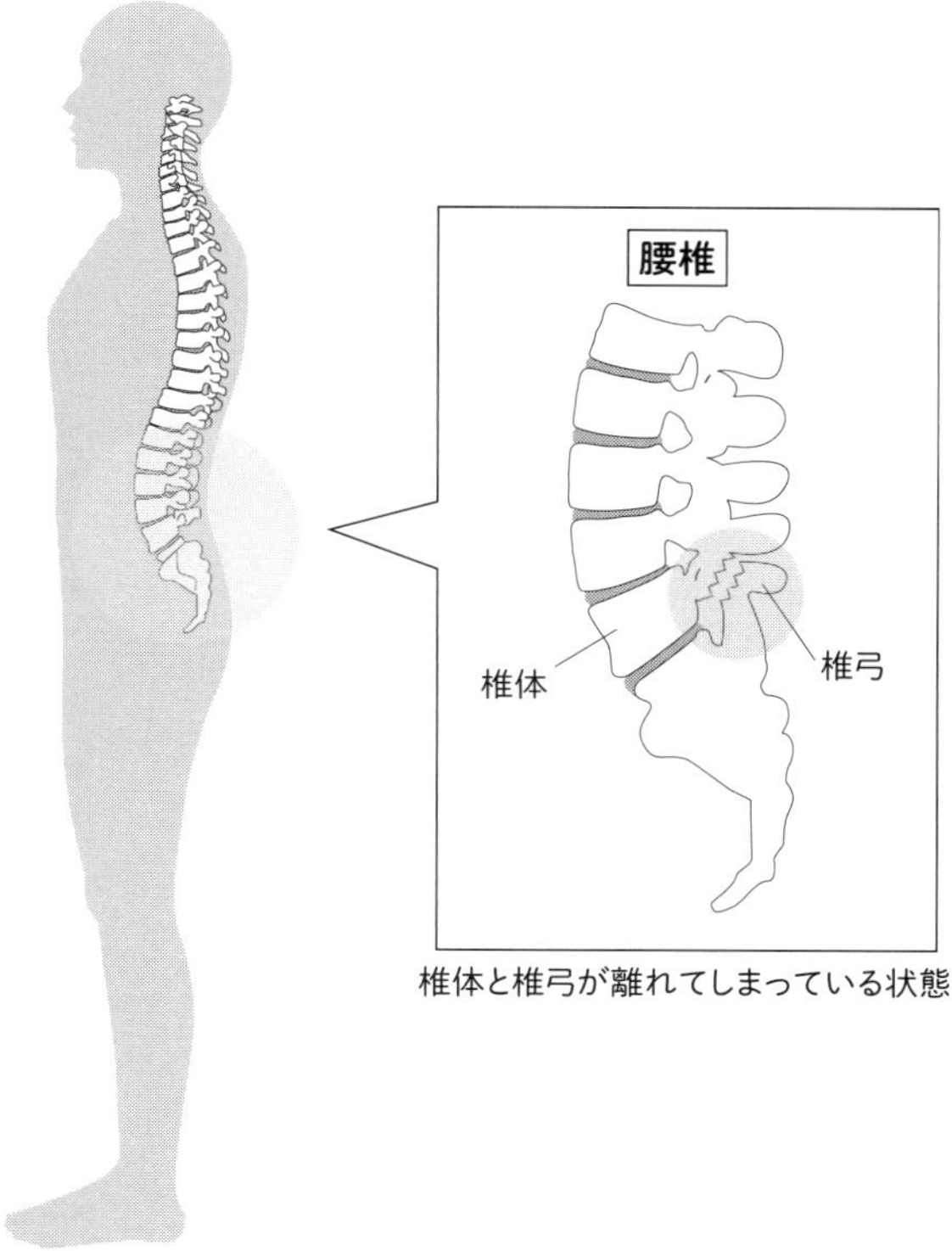

椎体と椎弓が離れてしまっている状態

うか。

分離症は、椎弓部分が離れていることで神経を圧迫して症状が出るとされているのですが、**実は分離症で神経の圧迫が起きていないから、施術で良くなるのです。**

その証拠に、施術をして症状が改善した後でも、レントゲンを撮っても分離症と呼ばれる椎弓部分の状態は写ります。施術前と何も変わっていません。

また、私は先天性の分離症については、ある種の奇形、つまり持って生まれた骨の形だと考えています。

先天性の分離症が起きるのは、骨になるはずだった軟骨細胞が成長せずに、椎弓と椎体部分が離れたままで骨の成長が終わったためです。

骨の形は、顔の形や歯並びみたいなもので、皆それぞれ違うのです。

それが歳をとって症状を出すわけがありません。もしそれが原因なら子どものうちにとっくに痛みが出ているはずです。

また、後天性だとしたら、疲労骨折なので、骨折と同じくらいの痛みがその時出るので、すぐ分かるはずだと思います。

▽すべり症の例

すべり症は、分離すべり症、形成不全性すべり症、変性すべり症があります。

後方部分の支持性がないために椎体が前方にずれていくものを分離すべり症といいます。

生まれつきの脊椎の発育に問題があるために起こるのが形成不全性すべり症で、これは非常に稀です。

変性すべり症は、個々の背骨の分離はなく、背骨と背骨の間にある椎間板が老化により変性することでズレたものをいいます。

すべり症は、下の背骨に対して前方にズレるために症状が出ると言われています。しかし、椎間板ヘルニアの例でもご紹介した『成人の急性腰痛治療ガ

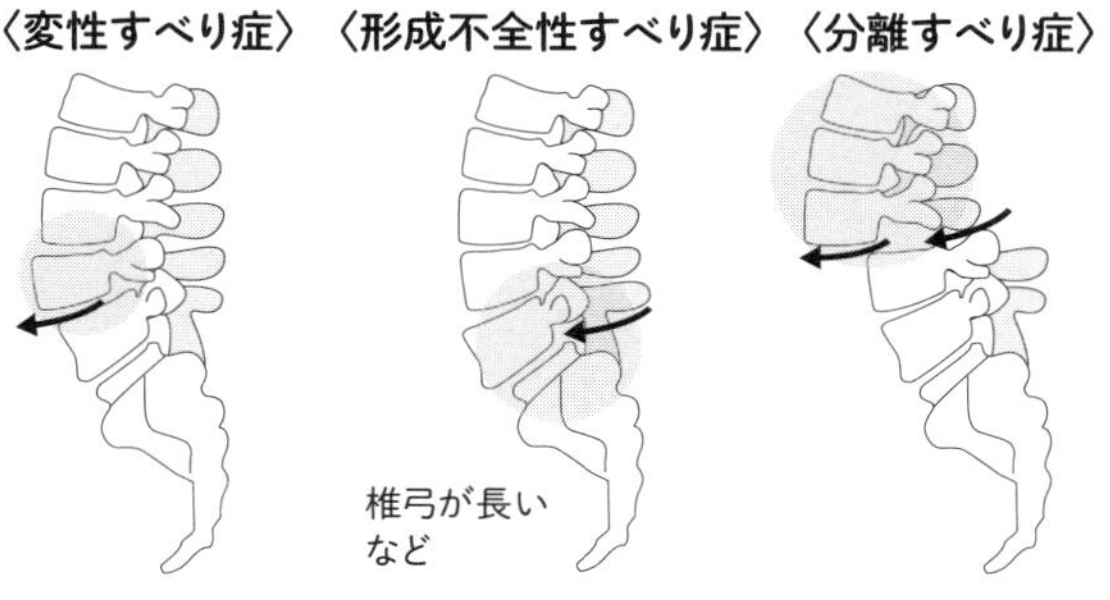

イドライン』では、60歳以上の男女のグループが対象の、腰痛の３０８人と無症候群の３７６人を含んだ研究で、２・８％に脊椎すべり症が見つかり、その割合は腰痛の患者と無症候群との間に大きな違いがなかったということを示しています。

ですから、**すべり症も病名と症状は関係ないことが証明されています。**

▽脊柱管狭窄症の例

近年、画像診断の普及から、特に高齢者に多くつけられる病名の１つに脊柱管狭窄症があります。

背骨の中には脊柱管という空洞の部分があるのですが、脊柱管狭窄症は、組織の硬化や靭帯性の要因によりこの脊柱管の内部が狭くなり、神経が圧迫されるのが原因とされています。

立位時での腰痛や間欠性跛行《かんけつせいはこう》が特徴です。間欠性跛行とは、少し歩くと痛みが出てきて、しゃがんで腰を丸くすると症状が治まり、また歩けるというものです。歩行する時はこの繰り返しです。

脊柱管狭窄症の原因は定かではなく、加齢変化ということになっていますが、歳をとったら全員がなるわけではないので、加齢が原因とは考えにくいです。また、60歳未満の方が診断されることもあります。

病院の治療は脊柱管狭窄症の場合、保存療法としてコルセットの装着や鎮痛剤、血流を改善する薬の使用やホットパックや牽引などの理学療法です。これらで症状の改善が見られない場合は手術を勧められます。

手術は徐圧手術という、神経の圧迫を取り除くために、狭窄が発生している部位周辺の骨を削ったり、靭帯を取り除いたりするものを行うことが一般的です。

しかし、英文紙（米国誌）Spine (1996;21(1):92-97 を

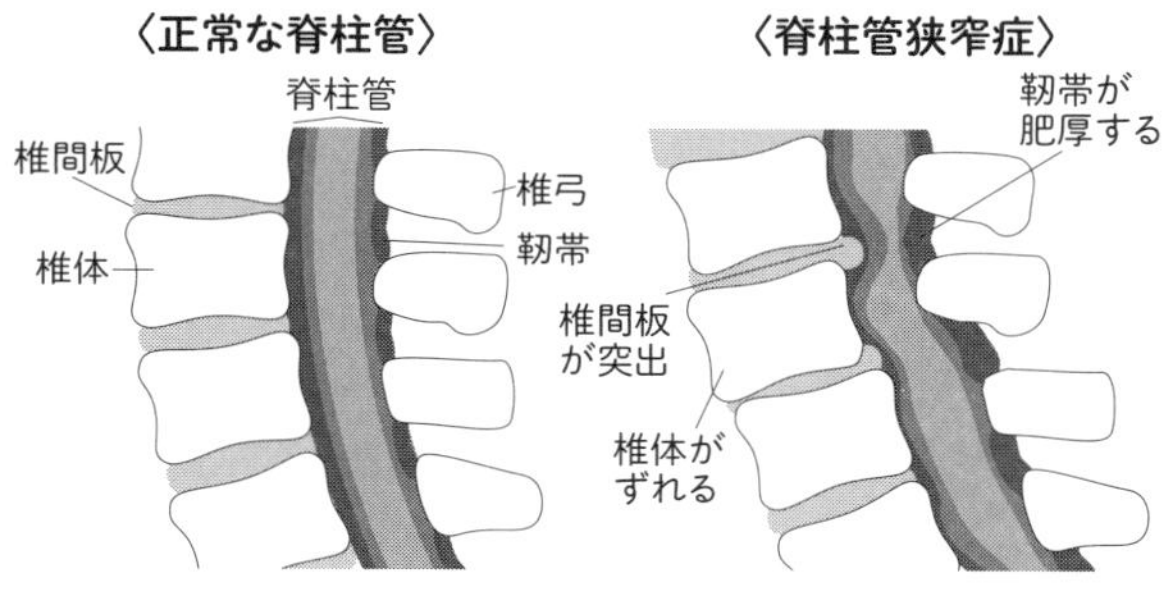

参照）には、Boston, Brigham and Women's Hospital のリウマチ専門医である Jeffrey Katz 博士らが、脊柱管狭窄症のために徐圧手術を受けた患者さんを7～10年後に追跡調査したところ、**４分の１の患者さんが再手術を受け、３分の１が重度の腰痛を訴え、半分以上が２ブロック程度の距離も歩けなくなることが明らかになった**と記されています。

手術をして神経を圧迫する原因を取り除いたとしても、悪化や再発するのであれば、狭窄が原因ではないということです。

私の施術院でも、最近では50才位の方で手術をしても症状がとれず来院された方がいましたが、腰痛の通常の施術で症状が改善しました。

中には手術が必要な方もいると思われますが、手術は最後の手段と考えましょう。

▽変形性脊椎症の例

変形性脊椎症は、加齢と共に脊椎が変形するもので、誰にでも起きる老化の一種です。

例えば80才になれば全ての人の背骨が変形して潰れ、椎間板は薄くなっています。

背骨の変形は60才を過ぎた頃から始まります。腰椎は1番荷重がかかる腰椎5番から変形が始まり、上へ上へと背骨の変形が進みます。70才を過ぎれば、ほとんどの背骨に変形が始まっています。

因みに、頚椎《けいつい》（7個）だと5番目から変形が始まります。背骨と背骨の間が狭くなり始めるのもこの辺りからです。

頚椎が変形しだしてから首や肩、腕の痛みや痺れで病院に行くと、「頚椎ヘルニア」、「変形性頚椎症」など、腰の病名の頚椎版の病名がつきます。

先の『成人の急性腰痛治療ガイドライン』では、変形性脊椎症に、移行椎《いこうつい》（腰椎化あるいは仙骨化）、潜在性二分脊椎《せんざいせいにぶんせきつい》（脊髄の癒合不全に基づく奇形性病変の総称）、過前弯《かぜんわん》（腰椎のカーブが正常値より強い）、前弯減少（腰椎のカーブの減少若しくは消失）、軽度の側弯

〈正常な椎間板〉

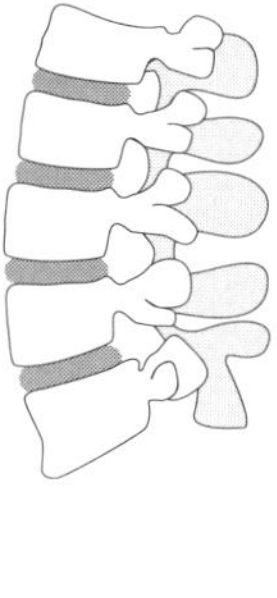

〈変形性脊椎症〉

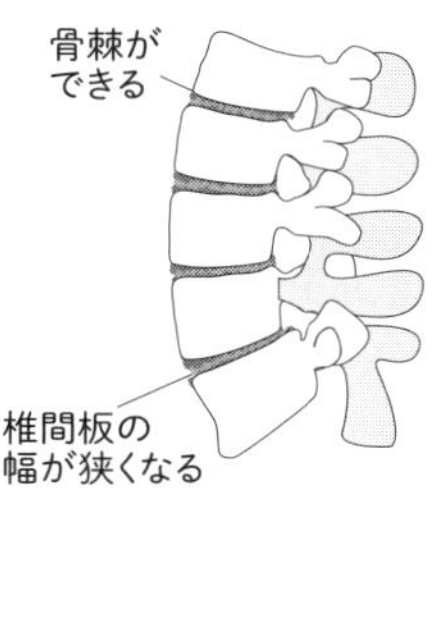

〈腰椎と頸椎の5番〉

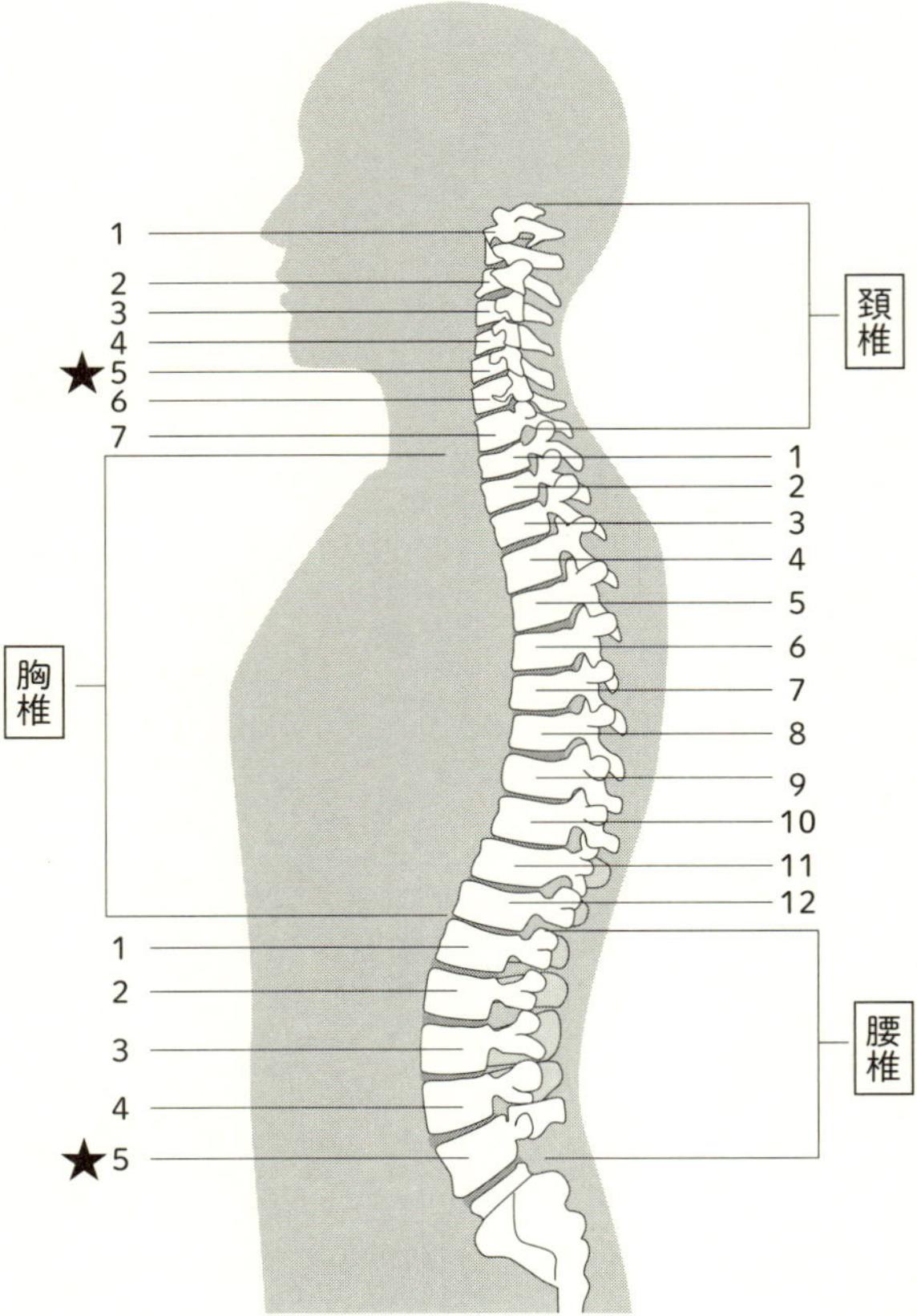

（背骨が側方へ曲がる）、脊椎分離症（脊椎の関節の基部の骨が分離している）、変形性関節症疾患（関節の軟骨がすり減ったり骨が変形したりする）を含んでいます。

そして、腰痛のある成人患者における腰部X線での所見で、腰痛の症状のない200人と、腰部障害を主張する200人、6ヶ月以上障害を感じている200人において、同様の頻度で変形性脊椎症の状態がみられたことを報告しています。

変形性脊椎症においても、健常者にもかかわらず腰痛の原因とされる病名がつく状態の変形した背骨を持つ人が、痛みを感じて障害を主張している人と同じ割合で存在するのです。

また、80、90才で腰痛がある人もいれば、無い人もいます。加齢による変形が原因なら、全員腰痛がなければおかしいですよね。

しかも、全部の背骨が変形しているのですから、変形が原因なら全身に痛みが出ていてもおかしくないのです。

80才でエベレスト登山をした、あの三浦さんでもレントゲンを撮れば変形しています。

これでお分かりだと思いますが、**変形性脊椎症も腰痛の原因ではない**のです。

大事なことは、足腰が動くかどうかです。動きのいい人は、歩けますし、買い物や旅行にも行けます。

足腰の関節が硬くなって動かなくなると自分自身で関節を調整できません。筋肉も一緒です。そうなってしまうと、体操やウォーキングをしても関節は狭い範囲でしか動いていないので、もしそれらを行ったとしても腰痛の改善には至りません。

反対に、関節や筋肉がちゃんと動くようにしておけば、いくつになっても動けるからだを維持できます。

健康で楽しい老後を送ろうではありませんか。

▽骨粗しょう症の例

加齢といえば、高齢者の腰痛の原因としてよくあげられる病名に骨粗しょう症があります。

『成人の急性腰痛治療ガイドライン』では、健常者の調査において、60代で70%、70代では85%の女性に骨粗しょう症がみられたとしています。ですから、**骨粗しょう症**

が原因で腰痛が起こるのなら、70才を超えると大多数の方が腰痛になるはずなのです。

本来の骨粗しょう症は寝返りをしただけだったり、咳をしたり、ちょっと転んだりしただけでも骨折しやすくなるのが特徴です。腰痛の症状がなくとも、変形して骨が潰れるくらい骨密度が低い人は大勢います。

また、尻餅をついて背骨の圧迫骨折、つまずいて横向きに倒れて大腿骨骨折をするのは高齢者特有の骨折ですが、この場合は骨密度の低下だけが骨折の原因ではなく、むしろ打ち所が悪かったせいです。子どもだって柔道やサッカーなどで転んで骨折をするケースは少なくありません。

原因を見誤るワケ

このような原因の誤認が起こるのは、**日本の医療では、検査で見えるものが原因とされている為、腰痛の本質を見逃しているから**です。

腰が痛くて病院に行くと、原因を究明するために、レントゲン、CT、MRIなど、様々な検査を受けますね。

これらは動かずに撮影する静的な診断。これらで分かることは、骨折や骨の変形、背骨と背骨の間隔の狭さ、そしてガンなどです。

レントゲンには筋肉は写りませんから、筋肉の凝りや炎症は分かりません。CT、MRIを用いれば炎症は分かるかもしれませんが、筋肉が凝ったり硬く収縮したりしていても、切れていない限りは「異常なし」です。

ガチガチになるくらい凝った肩凝りですら、レントゲンやCT、MRIでは「異常なし」と判断されます。痛みがあってもです。または「骨は異常なし」、「筋肉の炎症」、「運動不足」、スポーツをされている方は「運動のやり過ぎだから休みなさい」と言われます。

その反面、もし検査で変形などが発見された場合は、「椎間板ヘルニア」、「脊柱管狭窄症」、「分離症」、「すべり症」、「変形性脊椎症」、「骨粗しょう症」などの病名がつきます。

しかし、これまで見てきたように、これらの病名は腰痛の原因ではありません。**根本的な原因が改善されないので、対症療法を行ったとしても、一時的に症状が改善される場合もありますが、大抵は完治しないか再発します。**

画像診断に頼っていては、腰痛の真の原因を見つけることはできないのです。

▽腰痛診療にまつわる日本のガイドライン

これまで米国の『成人の急性腰痛治療ガイドライン』を基にお話ししてきましたが、実は日本でも２００５年から東京大学によって、東京・和歌山在住の50歳以上の人を対象にした疫学調査が行われています。

その結果を日本の人口に当てはめた推計によると、Ｘ線の所見で変形性膝関節症であるとされる２４００万人中、痛みがある人が８２０万人、内訳は男性２１０万人、女性６１０万人。また、変形性腰椎症であるとされる人は３５１０万人で、そのうち痛みがある人は1020万人、内訳は男性450万人、女性570万人となります。

つまり、X線所見上で病気があり、実際に痛みを感じている人は、膝関節症でも変形性腰椎症でも約1／3という結果になりました。これは**変形があっても痛みのない人が、変形があり痛みがある人と同等数以上いるということです。日本でも、変形が原因で痛みが出ていないわけではないという結論が出たのです。**

2012年、日本整形外科学会と日本腰痛学会は、**腰痛の発症や慢性化に心理的なストレスが関与していて、画像診断などでも原因が特定できない腰痛が大半を占める**との腰痛診察ガイドラインをまとめました。

日本で腰痛の診療指針ができたのはこれが初めてです。このガイドラインは、これまで個々の医師の経験や勘で行われてきた診療を、科学的な根拠に基

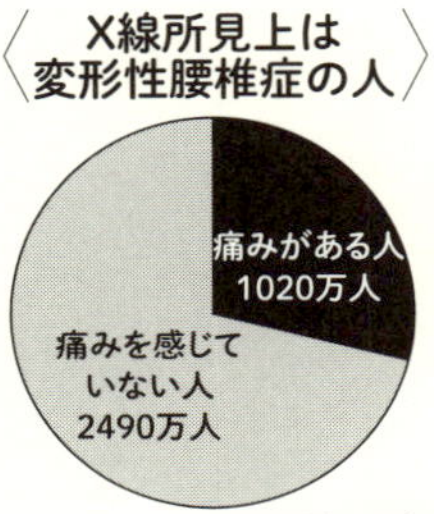
〈X線所見上は変形性腰椎症の人〉
痛みがある人 1020万人
痛みを感じていない人 2490万人

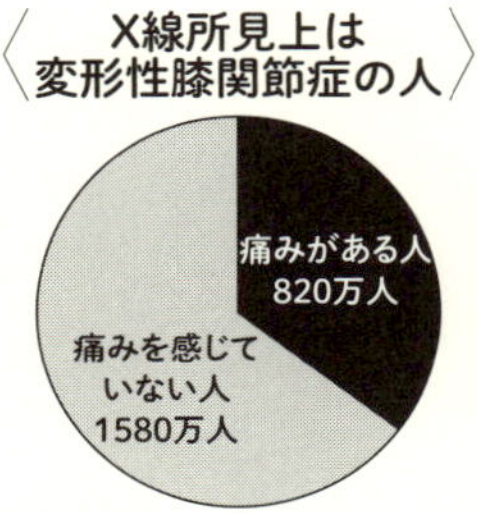

→X線で病気と診断された人でも痛みを感じていない人の方が多い

づいて統一的に行うのが目的で、2001年以降の国内の医学論文4000件から厳選した約200件を基に、両学会の専門家が医師向けに策定したものです。

診察ガイドラインでは、**重篤な脊髄疾患の兆候がない限り、すべての患者に画像検査をする必要はない**としており、腰痛があればまずX線で骨や神経の異常がないかを調べる、現在の診療の在り方が変わりそうです。

ガイドラインは腰痛を、発熱や胸部痛といった危険信号の有無で、

（1）がんや外傷、感染症などの重い脊髄疾患が疑われるもの
（2）麻痺や痺れ、筋力低下など神経症状を伴うもの
（3）原因が特定できない非特異的腰痛

に分類することが重要としました。

非特異的腰痛は、いわゆるぎっくり腰やストレスが原因になっているものを含み、全体の85％を占めます。その中の何割かが脳が原因で起きているという研究もあり

ます。

ガイドラインの策定委員会のメンバーである福島県立医科大学の矢吹省司《やぶきしょうじ》教授（整形外科）は次のように話しています。

「患者が望むこともあり、現状では約8割が画像診断をするが、痛むからといって、画像で原因が分かることは実は多くない。単に加齢で起きている骨や神経の変化を画像で患者に示して『だから状態が悪いんだ』と思い込ませるのは逆効果だ。慢性腰痛では、深刻に考えすぎて安静にするよりも、からだを動かしたほうが症状が軽くなる可能性が高い」

しかし、ガイドラインが策定されてから13年が過ぎようとしている今現在も、臨床現場では、画像診断をしてついた病名が腰痛の原因と言い、貼り薬、痛み止め、筋肉注射、神経ブロックで症状が改善されなければ、手術を勧めています。

そもそも、貼り薬、痛み止め、筋肉注射、神経ブロックで痛みが消えて、これを治ったと言うなら、「ヘルニアが神経にあたっている」とか、「狭窄して神経を圧迫している」とか、「変形して痛みを出している」という最初の画像診断で原因だと言われたものは何だったのでしょう。

どう考えても変ですよね。

また、手術をしても６割位の方は再発か症状の悪化が起きています。３〜４割位の方は症状は消えるみたいですが、痛み止めで腰痛が治る方もいるのですから、これももしかしたら麻酔で痛みが消えたのかもしれません。

▽画像診断より触診を

それでも以前は、患者さんに問診をしてから、必要ならレントゲンを撮ったものです。

ところが、性能の良いＣＴやＭＲＩが開発され、レントゲンに写らなかった椎間板や背骨の中（脊柱管）も見られるようになり、**最近では従来の視診、触診、整形外科的検査もしない病院がほとんどです。**

断っておきますが、一部の先生はちゃんとした診断を行っています。

天皇陛下のバイパス手術をした心臓外科医の天野篤《あまのあつし》先生や脳神経外科医の福島孝徳《ふくしまたかのり》先生のように、命を懸けて患者さんのために頑張っている先生も大勢います。

でも、最近はほとんどの病院が先生に診てもらう前に画像撮影をし、先生は患者さ

んの患部を直接見たり触ったりすることもなく、

「レントゲンやＣＴ、ＭＲＩの画像を見て骨には異常がない」

「ここの背骨と背骨の間が狭くなっていますね」

「この神経孔（神経が背骨から出てくる所）が狭くなって神経を圧迫しています」

「脊柱管が狭くなって神経を圧迫しているのが原因です」

などと言います。


日本整形外科学会、日本腰痛学会が調査したにもかかわらず、何の改善もされない医療の現場。「事件は現場で起きている」というのはどこの世界も一緒のようです。

このように書くと、私が現代医療を否定しているように見えるかもしれませんが、そういう訳ではありません。ただ一部の方法について疑問に思い、腰痛患者さん達の知らない事実を伝えたいとは考えています。

余談になりますが、総合病院や大学病院だと内科も同じようなものです。全て画像診断と検査の数値で診断します。今やガンも血液検査や唾液で分かる時代ですから、検査を否定するわけではありませんが、視診、聴診、触診は熟練が必要です。また、災害時のように停電で画像診断や血液検査ができない時は、現代医療は無力です。

私の近所にはかつて個人経営の内科があり、私も子どもの頃に診てもらったことがあります。今はその先生は亡くなってしまったので病院もありませんが、私の所に来院される患者さん達の多くがその先生にかかっていました。

その何人かの患者さんに聞いた話です。

ある患者さんは、からだが尋常じゃないくらい怠くて動くこともできない状態だったので、その先生に往診を頼みました。先生はその患者さんの家のドアを開けるなり、

「腎盂炎《じんうえん》だ」

と言ったそうです。

腎盂炎とは、腎盂というところに細菌が感染し、風邪のような症状がでることです。そして総合病院で検査したところ、予想通りの診断結果でした。

先生曰く、ドアを開けたら腎盂炎の患者さん特有の匂いがしたそうです。

また、その先生の所に腹痛で受診した患者さんの話です。

先生の診断では盲腸（医学的には虫垂炎、特徴は右下腹部痛）。しかしその病院で

は手術はできなかったので総合病院を紹介されました。

ところが、総合病院で検査をしたところ、原因は盲腸ではなさそうだけれど何だか分からないということになり、東京の某J医大へ紹介され、ここでも散々検査した挙句、腹痛の原因が分からず、開腹することになったそうです。

手術の前日に、「恐らく悪性腫瘍でしょう」ということで、ご家族と親戚を呼んで会っておくようにと指示が出て、面会したそうです。これって最期のお別れですよね。

しかし、開腹してみると、最初の先生が診断したとおり、ただの盲腸だったのです。

2箇所の大病院では色んな検査をしたにもかかわらず、診断は悪性腫瘍だったのですから、明らかに誤診です。

この患者さんは、「盲腸ならば通常痛みが出るはずの場所に痛みが無かったから分からなかった」と大病院から言われたそうです。これが、離島や無医村だったら腹膜炎を起こして死んでいたかもしれません。

大病院で精密検査をしても原因が分からなかったものを、最初の先生は触診だけでズバリ言い当てていました。

この患者さんは手術後、病室に戻り同室の患者さんにことの経緯を話しました。

「ガンの末期と言われて親戚まで呼んだのに、開けたら盲腸だって。地元の先生は最初から盲腸って診断だった」

そんなことを他の患者さんに話されたのでは大学病院側は面子丸潰れ。そのせいか、直ぐに退院してくれと言われたそうです。抜糸を待たず数日で退院させられ、抜糸は地元の病院でしたそうです。

高度な医療精密機器や精密検査が重要なことは否定しません。しかし、それに頼りっきりと言うのも如何なものでしょう。相手は生身の人間です。**患者さんが発信しているサイン（痛みや症状）が、病気の原因を究明する手がかりになることは間違いありません。**

最先端医療は細分化され局所ばかり診ています。病は全人的医療が不可欠です（全人的医療とは、特定の部位や疾患に限定せず、患者の心理や社会的側面なども含めて幅広く考慮しながら、個々人に合った総合的な疾病予防や診断・治療を行う医療）。

▽「医療被曝大国」日本

画像診断にはもう１つ問題点があります。

現代医療では欠かすことのできないレントゲンやCT撮影ですが、最近の安易に放射線を使ったレントゲンやCTを撮る習慣は非常に危険性の高いものです。

腰部X線に関する危険性についてですが、基本的には電離放射線にさらされる度合に関係しますが、わずかな電離放射線の累積線量は、最小か、または危険がないと信じられているようです。

しかし、腰部X線、特に斜方像（斜めからの撮影）の通常的な使用、あるいはその繰り返しにより、男性、女性生殖器が放射線にさらされます。

特に若い女性にとってこの問題は深刻です。米国の『成人の急性腰痛治療ガイドライン』には、斜方腰部像は通常の像に比べ約2倍の総被曝量にあたり、1回の露光で女性生殖腺に対して、6年間（機器によっては16年間、もしくは96年間）に亘って毎日、胸部X線を撮影したのと同等の放射線を浴びせることになる、と記載されています。

このように、病院の検査や治療で放射線を浴びることを医療被曝《いりょうひばく》と言います。X線やCT（コンピュータ断層撮影）などの検査は線量が高いほど画像が鮮明になりますが、細胞や遺伝子を傷つけることもあります。

CT検査を受けた子どもは、受けていない子どもより、ガン発生率が高いという報告や、被曝量と白血病の発生率を比較したら相関関係が見られたという論文もあり、検査に伴う医療被曝をなるべく減らしていくことは世界の潮流になっています。

日本人の医療被曝の年間平均は3・8ミリシーベルト。国連科学委員会によると先進国の平均は年1・9ミリシーベルトですので、日本は平均の2倍に当たります。

なぜ日本の医療被曝は多いのでしょうか。

それはCT検査機器が多いのが一因と考えられています。CT検査なら2・3ミリ、病気の疑われる人が診断目的で受けるX線検査は1・5ミリ、職場健診などの胸のX線検査は0・02ミリ程度被曝しますが、日本の年間のCT検査は約3650万件（2000年）で、人口当たりの件数が世界で最も多い国のうちの1つなのです。人口100万人あたりのCT検査機器の台数は、米国や韓国の2倍以上もあります。

また、線量が高い方が鮮明な画像を得られることも、被曝量を押し上げている原因のひとつと考えられます。

日本は「医療被曝大国」と言われており、過剰な被曝を抑えていく必要があるのです。

▽医療被曝の統一基準

そこで近年、CT検査やX線検査などの放射線検査を、できるだけ少ない被曝で行うにはどうすればいいかという統一基準ができました。東京電力福島第一原発事故で被曝に対する患者の意識が高まったのも背景の1つにあります。

基準を決めたのは、日本医学放射線学会や日本診療放射線技師会などの12団体でつくられている「医療被ばく研究情報ネットワーク」です。

この統一基準は、過剰な医療被曝を抑えるための大きな一歩となるでしょう。

日本の統一基準の対象はCT検査、X線検査、マンモグラフィー（乳房X線撮影）、歯科でのX線撮影、血管造影撮影、陽電子放射断層撮影（PET）などです。

設けられた基準は、例えばCT検査では、体重50〜60キロの成人ならば頭部の被曝1350ミリグレイ・センチメートルを目安にすることとし、1〜5歳の小児では頭部が660ミリ、胸部は300ミリとなりました。

この基準は、学会などが行った実態調査の線量を低い順に並べ、原則として4分の3に位置する値となっています。

しかし、医療被ばく研究情報ネットワークによると、**日本の実態をふまえた今回の基準は、頭部のＣＴ検査では成人が欧州より３００ミリ以上高く、１～５歳の小児もドイツやタイより約１００ミリ多いです。**

そのため、今後は、国際機関が推奨する方法で、実態調査と基準の見直しを繰り返し、全体の線量を段階的に減らすことを目指す方向としています。

▽腰痛に画像診断は百害あって一利なし

ところで、医療被曝に詳しい診療放射線技師の佐々木健さんは、

「脳卒中の診断は、最初は脳梗塞（こうそく）か脳出血か不明なので高い線量で詳しく調べるのは仕方ないが、脳出血と分かった後の経過観察では下げられる」

と説明しています。

このように、ＣＴでないと診断できない病気があるのも現実です。

ですが、これまでご説明してきたように、**腰痛の原因は画像診断では分かりません。**

本当に必要なのか、他の検査に代えられないものなのかを検討してからＣＴは受けるべきなのです。不必要な検査は百害あって一利なしです。

多くの人は、発ガン性のある農薬を使ったりとたびたび不祥事を起こしている、中国産の食品は避ける、という行動をとっていますね。

買い物をするときはまず、生産地が日本であることを確認します。もっとこだわるなら、有機栽培や無農薬野菜などの安全な野菜を選ぶと思います。

このように、食品を提供する側の責任も重大ですが、消費者も選択を間違えないように注意しなければいけない時代なのです。

腰痛も同様です。

放射線検査で被曝して、痛みの原因でもない病名をつけられて治らない、という腰痛治療の時代は終わりにしようではありませんか。

そもそも、なぜCT検査が行われることが多いのか、考えてみてください。

病院の先生は、病名をつけないと、薬を処方したり治療をしたりすることはできません。病名がないのにこれらの行為を行うと、病気でもないのに治療をしていると疑われ、保険診療ができないからです。だから、患者さんが腰痛で病院を受診したら、何かの病名をつけるためにも、検査をする必要があるわけです。

さらに、とても優秀な人しか入れない医科大学ですが、そこでは腰痛の本当の原因が関節の歪みや筋肉に由来しているとは教えてもらえませんし、関節の動きを調整したり筋肉を緩めたりする手技も教えてもらえません。教えてもらっていないものは、分かるはずがないしできるわけもありません。

よく3分診療と言われますが、大勢の患者さんを診る病院では、一人ひとりに時間をかけるわけにもいきません。

ただ、勿論、そんな先生ばかりではありません。

私が所属しているパシフィック・アジア・カイロプラクティック協会（以降ＰＡＡＣ）には、医師の方も勉強に来て、日々の治療に取り入れていらっしゃいます。このような先生たちは自由診療で患者さんを診ています。

患者さんのためになるものには保険が利かず、そうではないものに保険が適用される、国民が納めた保険料で行われている保険診療。根本的にこの医療制度を改善しないことには、腰痛で悩む患者さんの抜本的な解決にはならないのかもしれません。

整体や鍼治療などで腰痛が治らなかったのは……

また、これまで主に病院の話をしてきましたが、西洋医学以外の分野でも腰痛を治す効果をうたっているところはたくさんあります。整体、カイロプラクティック、鍼灸院、マッサージなど……。

私の施術院にも、病院で治らなかった方や、最初から病院には行かずに、町の施術院を渡り歩いているという方が大勢来院されます。読者の中にも、多くの病院や施術院を巡って、終わりの見えない腰痛治療のスパイラルに陥ってしまっている方もいらっしゃるかもしれませんね。

画像診断に縛られているわけではないのに、それらのところに行っても腰痛を治すことができなかったのは、専門性が高いがゆえに腰痛を総合的に見ることができていないからです。

整体は、骨格の調整をしてくれますが、関節をボキッと複数一緒に動かす調整法なので、1番動きの悪い関節は動かしづらく、ボキッと音がしても調整できていないことが多いです。

鍼灸院は、ツボ刺激による体質改善や硬くなった筋肉を和らげることはできますが、鍼や灸では骨盤や背骨の関節を動かして歪みを調整することはできません。

マッサージは、筋肉を和らげ血液リンパの流れを良くすることはできますが、これも骨盤や背骨の関節を動かして歪みを調整することはできません。

「はじめに」でも述べたように、**腰痛には、「１・骨盤」「２・腰椎」「３・筋肉のトリガーポイント」「４・筋膜」「５・皮膚」という５つの原因があります。そのため、部分的な調整ではなく、全体的な対処が必要なのです。**

▽カイロプラクティックは方法次第

残念ながら、私が施術の主軸としているカイロプラクティックも、ボキッとやる調整法を使う施術院があり、カイロプラクティックという看板だけではどんな調整法を使っているかは分かりません。

ボキッとやるのがいけない訳ではありませんが、それだけでは本当の意味での調整ができないので、骨格の歪み以外の原因を取り除くことができません。

動くのも痛いほどの腰痛の人を無理やりボキッとやれば、痛みが出てしまいます。痛みを感じると、反射的にその部分が緊張して硬くなり、関節の動きや筋肉が緩まなくなる「筋性防御反応」を起こしてしまうからです。そうなると、ボキッと音がしても関節は調整されていません。

しかし、施術者の中には、この筋性防御反応を知らない先生がいますので、とにかくボキッと鳴らせばいいと思っている場合があるのです。

病院の先生に、「カイロに行ってみたい」と相談された真面目な患者さんが何人かいましたが、ことごとく「危険だからやめなさい」と言われたそうです。

関節を調整するには、痛みを感じないように動かす技術が不可欠です。固まった関節が動き出せば、関節の可動範囲が広がり、筋肉も伸縮できるようになります。関節の調整と同時に縮まった筋肉・筋膜・皮膚の施術を併用すると回復が早いのです。

それなのにボキッと鳴らしているのですから、腰痛の方が他に何か治す方法はと探した時に、「カイロなんて、こんなに痛い時に、ボキッとやられて怖いし、余計に痛くなったら嫌だから」と選択肢から除外するのも仕方がありません。

また、カイロプラクティックの業界は様々な問題を抱えていて、認知されるのが難しい壁が山ほどあります。業界側の問題も大きな支障となっているのも事実です。

例えば、私がこの業界に入った47年前は、ボキッとやる施術が主流の時代で、散々ボキッと鳴らしていました。現在でさえ、カイロプラクティックや整体で看板を出している施術院で、ボキッとやる施術をやっている先生方は全体の６割はいますが、**カイロ技術の進歩は目覚ましく、近年ではボキッとやらない、痛みも無く、効果が高い流派が台頭してきました。**

現在のアメリカのカイロプラクティックには、大雑把に説明すると、ボキッとやるナショナル系と、新しい治療法を取り入れているパーマー系との、２大派閥のようなものがあります。新しい施術法を取り入れない先生方が、今でもボキッとされているのです。

日本でも同じで、私が所属しているＰＡＡＣは47年前に、パーマー系の正統派のカイロプラクティックをアメリカから導入し、日本に広めるために発足した協会です。

ただ、注意して頂きたいのは、先ほども申し上げたとおり、カイロプラクティックといえども、施術院によって調整法が異なるということです。

患者さんに聞いた話ですが、インターネットでカイロプラクティックを検索すると、どのホームページを見ても、「どこもかしこも痛くない、ソフトなカイロ」と書いてあるそうです。

それなのに、実際に行ったらボキッとやられて痛くなった、と言う患者さんが大勢います。

ホームページではどんなことをされるのかは分かりません。

しかも、これから紹介するタイプ別の分類検査と施術法は、それぞれ独自の調整法なので、残念ながらどこのカイロに行っても受けられる施術ではありません。

カイロと一口で言っても、施術者次第ということは覚えておいてください。

腰痛の詳しい原因と対処法については、第2章以降でご説明していきたいと思います。

第2章
腰痛の本当の原因はこれだ！

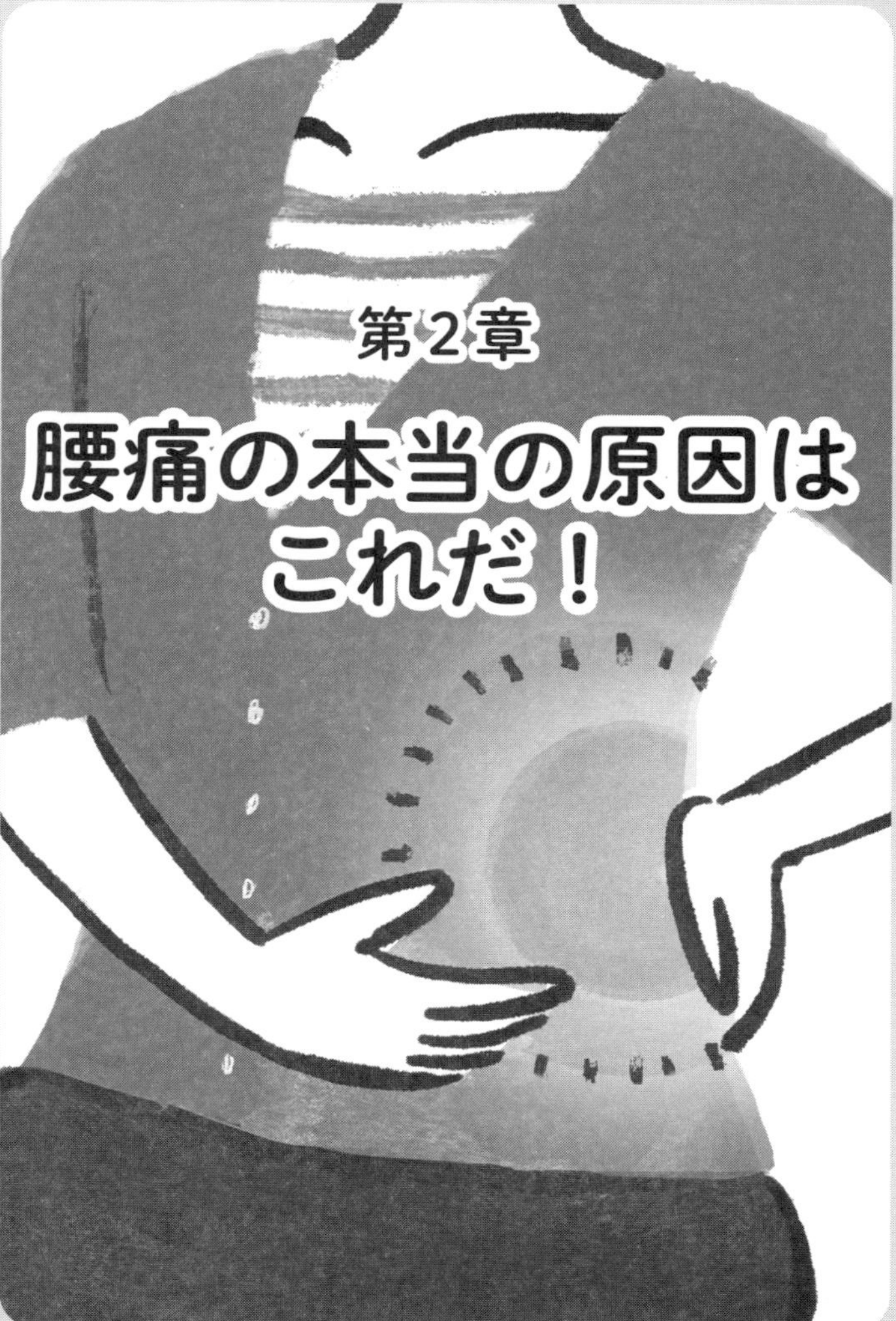

本当の腰痛の原因は何なのか?

第1章をお読み頂いた方はもうお分かりですよね。**これまで腰痛の原因と言われていた、椎間板ヘルニア、脊柱管狭窄症、分離症、すべり症、変形性脊椎症、骨粗しょう症などが、実際には腰痛の原因ではなかったということを。**

では、本当の腰痛の原因とは一体何なのでしょうか?

ところで、腰痛があった場合、ほとんどの方はこれまでにお話ししてきたように、病院の画像検査でどれかの病名がつくか、子どもから40代位までだと、まだ画像上には異変は出てこないので、「骨には異常がありません、筋肉の炎症か運動不足、太り過ぎが原因でしょう」と言われます。私の所に来られる方でも、「先生、体重減らさないと治らないんですよね」と言われる方が多いです。

しかし、皆さん、病院で言われたことを鵜呑みにしないでください。これらも腰痛の真の原因ではありません。**無理して痩せなくとも腰痛は治ります。**

スポーツ選手のようにあんなに筋肉があっても、腰や膝を痛めることはありますし、運動しない方や痩せている方も腰痛になります。ましてや、２００キロ以上もあるお相撲さんは全員腰痛でしょうか？　違いますよね。

お相撲さんは毎日、股割りやぶつかり稽古などをしていて関節や筋肉が柔らかい（柔軟性がある）から、投げられても土俵から転げ落ちても腰痛にならないのです。お相撲さんが腰や膝を痛める原因は、ほとんどが怪我です。

もしあなたがテニスが趣味で腰痛になったら、お医者さんは、「テニスを休みなさい、止めなさい」と言うでしょう。そこで、２週間位休んで安静にしていると腰痛は軽くなったような気がします。しかし、再開するとまた痛みます。この状態で病院に行けば、「後は止めるしかない」と言われ、テニスを止めたくないので病院や接骨院には行かなくなります。

このような話をよく患者さんから聞くのですが、**趣味を優先して腰痛を放置してしまうことはキケン**です。

腰痛は、痛みが出た時に適切な治療をすればすぐに良くなりますが、そのうち治るかなと様子を見て放置したり、痛みがあるのにそのままにしておいたりすると、慢性化して治りにくくなります。

本当の原因を見極め、そこに対してアプローチを行えば、腰痛はテニスをしながらでも良くなります。

腰痛を我慢せず、やりたいことも諦めずに、豊かな人生を送る方法があるのです。

▽腰痛の5つの原因

画像診断でくだされる病名も、太りすぎや運動不足も、腰痛の真の原因ではありませんでした。

では何が原因なのか。

なぜ、腰痛になるのか。

私が47年近く、延べ27万人以上の患者さんを診てきて分かったことは、画像診断でくだされた幾つかの病名はあれども、患者さんの症状は千差万別であるということです。しかし、病名が異なっても、腰痛があると、症状や痛む部位、痛くなる姿勢が似ている、という共通点がありました。

そこで私は、**腰痛の方は、病名に関係なく痛みの出る動作に共通点があることに着目しました。**腰痛の方は、痛みが出る姿勢をすると痛むわけですから、その動きに関係がある何かが、痛みの原因ではないかと考えたわけです。

レントゲンしかない時代には、腰痛はヘルニア、分離症、すべり症、変形性脊椎症などが原因とされていました。そして、ＣＴやＭＲＩが現れてからは、そこに狭窄症という病名も加わりました。

しかし私たち、手技療法の施術家は、レントゲンやＣＴ、ＭＲＩなどが普及していない時代からずっと、**骨盤**や**腰椎**といった骨格系を調整して、実際に多くの方の腰痛を改善してきました。

ですから、そのような病名に縛られることなく骨格を調整すれば、改善できる症状が多いということは分かっていました。

ただ、骨格系の調整で腰痛が改善される方はたくさんいたのですが、改善されない方もいらっしゃいました。

そこで、私はずっと疑問に思ってきたことが、鍵になるのではないかと考えました。

それは、同じような骨格系の異常でも、人によって痛みの出方が異なるという点です。

例えば背骨が痛い人でも、右が痛かったり、左が痛かったりする人がいます。背骨だったら背中の真ん中にあるはずなのに、なぜ左右に痛みが出るのかが不思議でした。骨盤に問題が見られるような場合でも、お尻や太ももに痛みが出ている人がいて、お尻にも太ももにも関節がないのに、動くとそこが痛いと言うのです。

そこでさらに、動きに関係ある関節だけではなく、関節を動かす筋肉も調べることにしました。解剖学書を開いて見たところ、背骨の周囲には起立筋《きりつきん》、骨盤の周囲（お尻）には臀筋《でんきん》があって、ここが何か問題を起こしているのではないか、と考えました。

さらに、筋肉に**トリガーポイント**というものがあることを知り、それの施術を試したところ効果がありました。トリガーポイントは後で詳しく説明しますが、筋肉にできた凝りのようなものです。

しかし、トリガーポイントを緩めたにもかかわらず痛みを訴える人がいたために、さらにそこの部分を調べたところ、筋肉は**筋膜**《きんまく》という膜に覆われていて、そして、その最表面には**皮膚**があり、その緊張を緩めることで痛みが消えるケースがあることも分かりました。

施術することで症状が消えるなら、間違いなくこれが原因だと確信しました。

このようにして私は、次の５つが腰痛の原因であるという結論に辿りついたのです。

１・骨盤

２・腰椎

３・筋肉のトリガーポイント

４・筋膜

５・皮膚

1・骨盤

では、この5つの原因の場所では、一体何が起こっているのでしょうか。

最初は骨盤から見ていきましょう。

腰部は、骨盤と腰椎の骨格系と、それらを支え動かす筋肉群で構成されています。

骨盤はからだの中心に位置する部位で、ここは腸骨《ちょうこつ》、坐骨《ざこつ》、恥骨《ちこつ》からなる一対の寛骨《かんこつ》と、真ん中にある仙骨と、左右の仙腸関節《せんちょうかんせつ》があり、前方は恥骨が恥骨結合を作っています。

腰はにくづきに要と書くように、骨盤の関節である仙腸関節は扇でいう要の役割をしています。

要が硬くなったら扇は開きが悪くなりますが、仙腸関節も硬くなると、骨盤の上に立っている背骨の動きや、骨盤と大腿骨との関節である「股関節」の動きが悪くなります。**土台である骨盤の仙腸関節が歪むことで、柱である背骨や脚にまで影響するの**

〈骨盤の構造〉

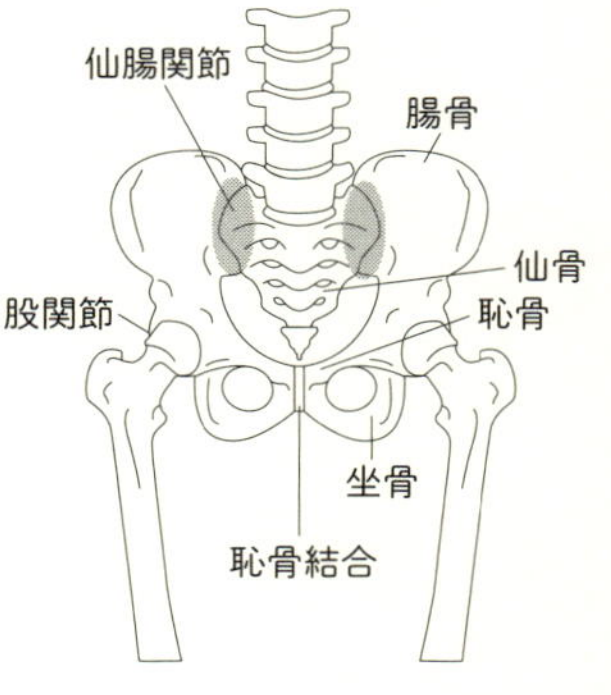

が骨盤の歪みです。

例えば、仙腸関節が正常な状態ならば、腰は左右に均等に動きます。昔でいうマリリン・モンローのモンローウォークのような感じです。ご存知の方は思い出してみてください。マリリン・モンローはこの腰が左右に振れる魅力的な歩き方でも有名でした。ディズニー映画『アナと雪の女王』で、主人公姉妹の姉、エルサがレット・イット・ゴーを歌うラストのフレーズの時の歩き方も、モンローウォークと同じように腰が左右均等に動いています。

ところが、仙腸関節の左右の動きがアンバランスになると、悪い側の仙腸関節側が動かなくなるので、歩いても片方しか腰の動きがみられなくなります。左右の仙腸関節が固着すると、腰の左右の動きはわずかになり、腰の動きがほとんどなくなります。

ご自身では確認しづらいと思いますが、ビルのガラスや鏡に映して見るか、または誰かに見てもらって、ご自身の骨盤の動き具合を確かめてください。今は便利で携帯やスマホでも動画が撮れるので、撮影してもらい自分で確かめるのも良いでしょう。

腰の動きが左右アンバランスだったり、動きが少なかったりする方は、腰痛予備軍と考

えてよいでしょう。

また、仙腸関節が硬くなってしまうと股関節も動きが悪くなるため、歩幅が狭くなり、足先だけでちょこちょこ歩くようになってしまいます。これは足腰が悪かったり、少し寝込んでしまった後に見られる状態です。

このように、一度動きの悪くなった関節は固着してしまいます。関節が固着して動かなくなることを「機能障害」といいますが、本書ではこれを関節の〝**ロック**〟と呼ぶことにします。

一度ロックしてしまった関節は、いくらヨガやストレッチやウォーキングをしても動きません。

仙腸関節のロックがもとになって起こる骨盤の歪みこそが、腰痛の原因のひとつです。

極端に骨盤が歪んで骨盤に傾きができてしまうと、左右の腰の高さに差が出て、女性の場合は歩くとスカートが回ってしまいます。また、ズボンの裾上げをすると、股下の寸法に左右差ができてしまいます。動いていると穿いていた靴下のかかとがいつの間にか甲側にきてしまうのも、骨盤の歪みが関係しています。

2・腰椎

次に腰椎についてみていきましょう。

腰椎とは、骨盤の上に立っている24個の背骨の下部に位置するもので、全部で5個あります。

1番上から腰椎1・2・3・4・5番と名称がついています。

腰椎は正常な状態では、側面から見るとお腹側に半径19センチの凸カーブがある背骨です。

立っている状態（立位）では側面から見て、骨盤が前傾していることで腰椎が前弯カーブを作り、肋骨のある胸椎が後弯、そして頚椎が前弯とS字状のカーブを形成しています。これが二足歩行になった人間の正常な弯曲

〈腰椎と弯曲〉

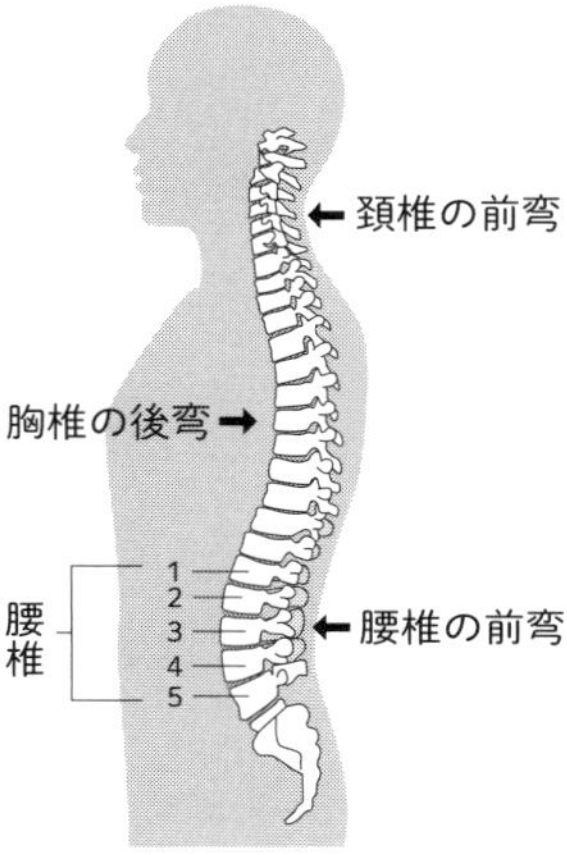

です。

この**弯曲が失われることで腰痛が起こります。**

進化論の先生曰く、人類が地球上で二足歩行になってから現在に至るまでの時間は、地球が誕生してからの時間と比較すると、まばたき位の進化にしか過ぎず、人類が地球の重力に逆らって立って生活することについては、まだ進化の過程だそうです。人間の背骨はまだ発達途上ということになります。

それにもかかわらず、現代人の生活は二足歩行が少なくなり、移動は自転車にバイク、車や電車に飛行機と、座っているものばかり。しかも、仕事もパソコン作業などのデスクワークが主流となり、立って歩くにはウォーキングと称してわざわざ時間を作らなければなりません。

歩くことが少なくなったことで、骨盤の仙腸関節の動きが悪くなり、腰椎を伸ばすことが少なくなったために、腰椎の前弯が減少しているのです。

さらに、腰をかがめてやる家事などの作業や腰を曲げて座っているデスクワークは、腰椎を丸くして固めてしまいます。このために腰椎のロックが起きることも、前弯カーブが失われてしまう原因となります。

また、骨盤と腰椎からは脚の神経が出ていますので、ここが歪むと、大腿神経痛や坐骨神経痛の症状である「臀部やもも、膝から足先に出る痛みや痺れ」の原因になります。

▽腰椎や骨盤の関節のロックが起こる要因とは？

腰椎や骨盤の関節のロックが起こる要因として筋肉があげられます。

筋肉が硬くなり歪みを作ると、骨盤や背骨も歪んだままになるので、関節が固まり、関節の機能障害、〝関節のロック〟ができます。それが更に酷くなると、神経痛や痺れ、麻痺になっていきます。

その原因となる筋肉には次のものがあります。

◯抗重力筋《こうじゅうりょくきん》

重力に対して立位姿勢を保持する働きを抗重力機構といい、そこで働く筋群を抗重力筋といいます。

抗重力筋を大別すると、からだの背側に位置するものは次の通りです。

・脊柱起立筋群《せきちゅうきりつきんぐん》
・大臀筋《だいでんきん》
・ハムストリングス
・下腿三頭筋《かたいさんとうきん》

そして、からだの腹側に位置するものは次のものがあります。

・頸部屈筋群《けいぶくっきんぐん》
・腹筋群
・大腿四頭筋《だいたいしとうきん》
・前脛骨筋《ぜんけいこつきん》

通常の立位姿勢の保持には腹側の筋群よりも、背側の筋群である脊柱起立筋群が、重要な働きをしています。

立っているだけ、座っているだけでも常に脊柱起立筋のどれかが緊張しています。
最も疲労しやすく収縮したままになりやすい筋肉といえます。

〈抗重力筋〉

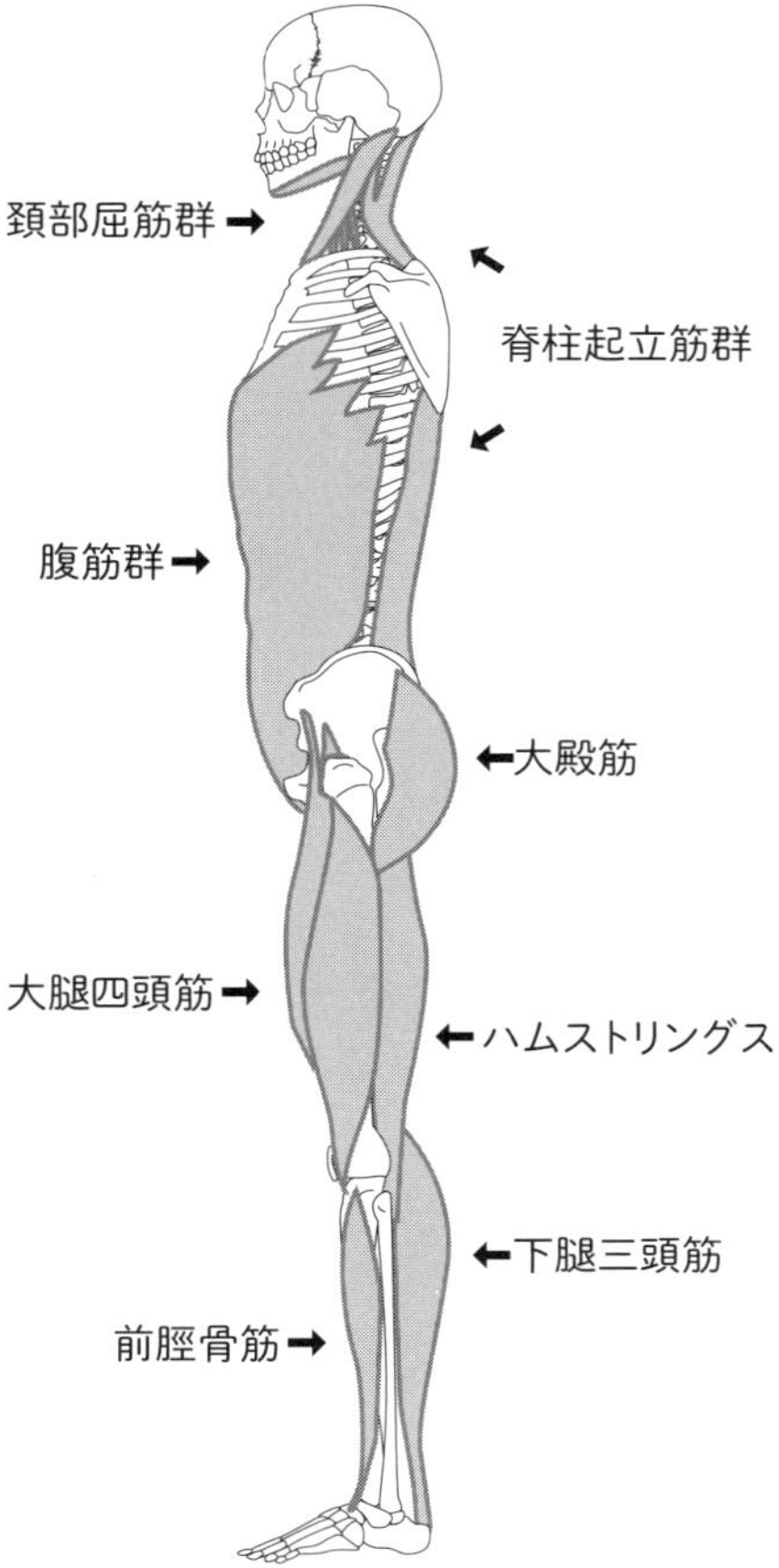

本来、脊柱起立筋群が正しい状態にあると、筋全体がバランスを取り合い、からだの歪みが修正されます。**日常生活でからだに悪い癖がつくと、脊柱起立筋群は、癖のある悪い姿勢を記憶してからだの歪みを作り、慢性の肩こりや腰痛の原因となります。**

○臀筋群《でんきんぐん》

臀筋群とは、骨盤と大腿骨に付いている筋肉で、主に股関節を曲げたり片足で立ったりする時に、骨盤が傾かないように支えている筋肉です。

この臀筋群の中を坐骨神経が通っています。そのため、**臀筋群が緊張して硬くなると、坐骨神経痛の原因になります。**

しかし、この筋肉の緊張が原因で坐骨神経痛になったとしても、レントゲンでは筋肉は写りませんの

〈臀筋群〉

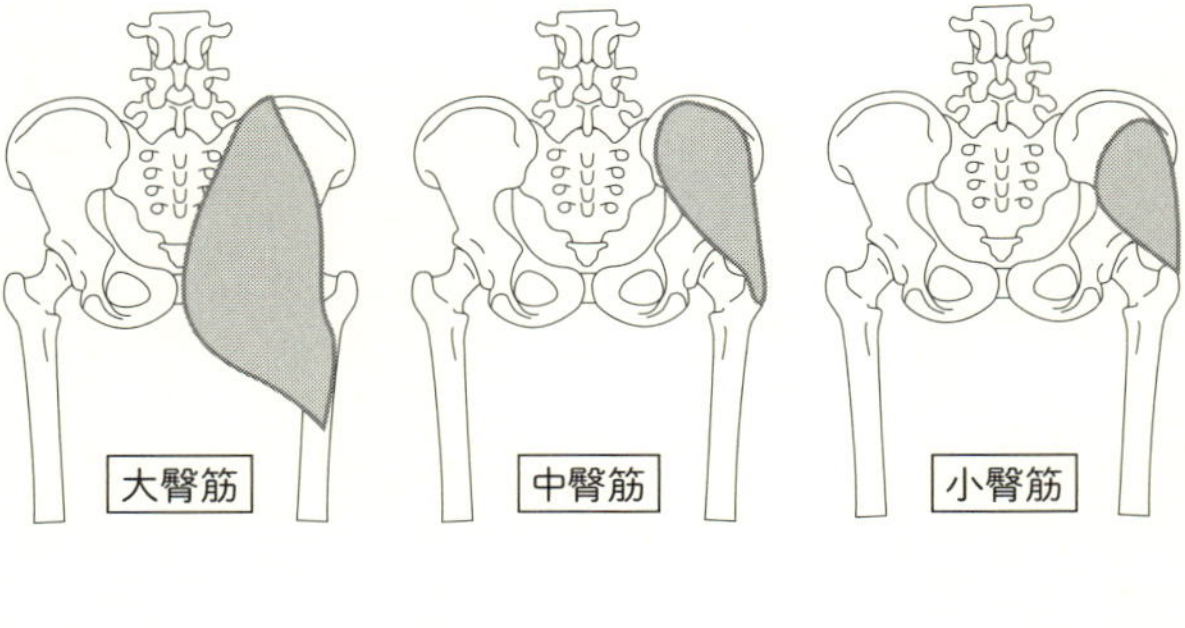

で、レントゲンで発見することはできません。

ＣＴやＭＲＩなら筋肉は写りますが、切れていたり炎症が起きていたりしていなければ、画像診断では「異常なし」と診断されます。ですから、肩こりの凝りも筋肉の硬さも画像診断では分からないのです。

○大腿筋膜張筋《だいたいきんまくちょうきん》

大腿筋膜張筋は腸骨の上から大腿骨の上３分の１に付いています。この筋肉が収縮すると下肢を外旋《がいせん》させます。**この筋肉が硬くなると、臀部からももにかけてと、膝下の外側に、痛みや痺れが出ます。**

このように、脊柱起立筋群や臀筋群、大腿筋膜張筋が重要なのはお分かり頂けたと思います。この筋肉が疲労して硬くなり、凝りや痛み、痺れの原因になるのです。

〈大腿筋膜張筋〉

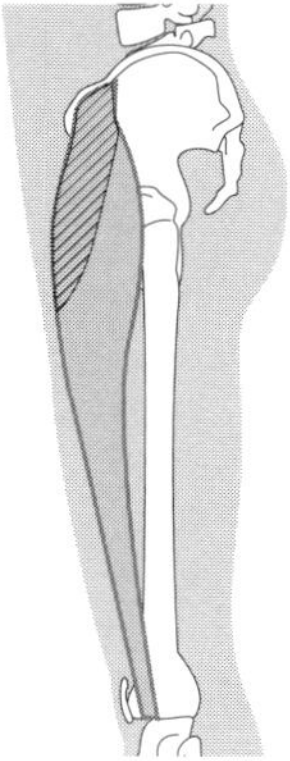

3・トリガーポイント

次に骨盤、腰椎以外で腰痛の原因を起こす、筋肉のトリガーポイントについてご説明いたします。

トリガーポイントとは、筋繊維にできる、押すと鋭い痛みを感じる過敏になった限局性の硬結部位（シコリ）のことで、普段は痛みを感じていなくとも、指先で触ると、こわばり、あるいは小さなシコリが感じられます。

このシコリが引き金となって痛みを引き起こすため、トリガー（引き金）ポイントと呼ばれています。

トリガーポイントは１９８３年、アメリカの医師David SimonsとJanet Travellが『Travell & Simons' Myofascial Pain and Dysfunction: The Trigger Point Manual（筋膜性疼痛と機能障害：トリガーポイントマニュアル）』という書籍で発表しました。

Janet Travellはケネディ大統領の主治医でもあり、David Simonsは人工衛星スプートニックの打ち上げにも関わった人物です。

トリガーポイント療法は、アメリカなどでは盛んに行われていますが、日本ではまだあまり広まっていません。

トリガーポイントは、長時間同じ姿勢を続けることによってその場所が硬くなることや、同じ作業を繰り返すなどで筋肉を酷使すること、直接的な衝撃を受けることなどによって発生します。

トリガーポイントが発生すると、筋は硬く、弱くなり、さらに硬くなった筋繊維は筋の付着部を緊張させ、しばしば周辺部の循環を悪くし近くの関節に症状が表れます。

症状は痛みだけに留まらず、なんらかの機能不全を伴い、筋の硬化、筋力低下、浮腫、吐き気、めまい、姿勢の異常などが起こる場合もあります。

関連痛に緊張性頭痛、片頭痛、副鼻腔の痛み、振り向くことができない程の首の痛み、顎の痛み、耳の痛み、咽頭痛というものもあります。

また、走り過ぎによって腹筋に激痛を覚えるのも、トリガーポイントの影響です。

指関節、手首、肘、肩、膝、股関節などの痛みは、トリガーポイントの典型的な症状です。腰部の痛みでも、臀部や腹部の筋、あるいはふくらはぎの硬直した筋など、驚くような場所のトリガーポイントが原因である場合もあります。

脚部や足首の痛みもよく見られるため、関節にこわばりや痛みを感じたら、まずは、関連した筋にトリガーポイントがある可能性を疑うべきでしょう。

突然の下腹部痛や性機能に関連する痛みも、大腿の内側、下腹部、骨盤内部のトリガーポイントの関連痛である可能性があります。

トリガーポイントが卵巣、子宮頚部、子宮、睾丸、陰茎、前立腺、直腸、膀胱の痛みにつながるのもよくあるケースです。

性交時に仰向けで足を伸ばした時に膣に痛みを感じる場合は、大腿内側の伸びきった大内転筋上部に存在するトリガーポイントの関連痛の可能性があります。

月経痛の大部分ですら腹筋のトリガーポイントに起因しており、月経時に定期的に自分でできるトリガーポイント療法を行うことで、かなり予防できると考えています。

このように、トリガーポイントは、腰痛だけでなく様々な症状の原因になるのです。

筋肉にトリガーポイントができてしまうと、いくらストレッチをしてもシコリは緩みません。丁度、絡んだ糸のようなもので、引っ張れば引っ張るほど余計絡んで、硬くなってしまいます。

揉んだり叩いたりしても同じことで、**ピンポイントでトリガーポイントを正確に緩めなければトリガーポイントは消えない**のです。

ちなみに、腰痛とは関係ないのですが、これまで原因不明とされていた、全身に激しい痛みが生じる病気である線維筋痛症《せんいきんつうしょう》（ＦＭ）は、近年、トリガーポイントが関係していたということが判明し、治療ができるようになりました。

▽トリガーポイントの探し方

肩が凝る人は、痛みがあるときに無意識に肩や首の周辺を押していることがあると思います。そこを押して痛いようならばそれがトリガーポイントです。

また、腰痛の方の場合、分かりやすいのは臀部のトリガーポイントです。

右手の人差し指、中指、薬指で尾てい骨に触れてみてください。

〈臀部トリガーポイントの探し方〉

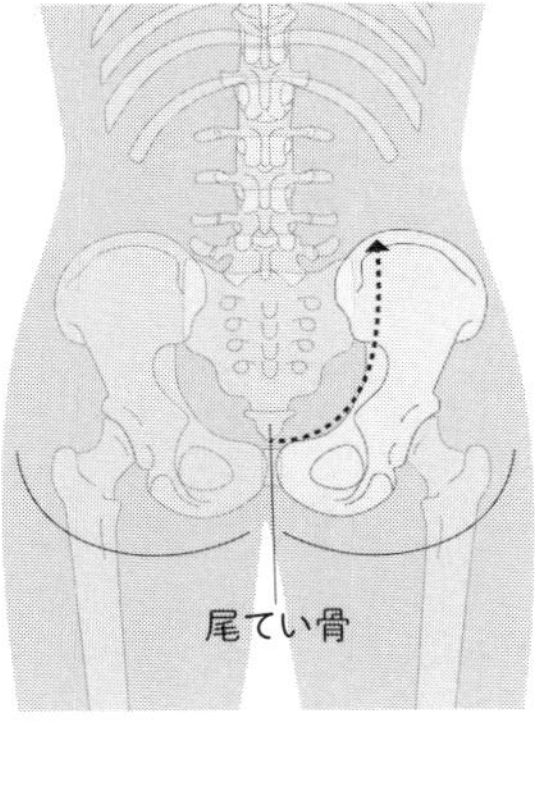

指を外側にずらしていくと筋肉に触れます。そこを指で押しながら上下に、2、3回動かします。同じようにして、指1本分ずつずらしながら骨に沿って骨盤の上まで行ってください。はっきりした痛みがある箇所がトリガーポイントです。

ただし、**必ずしも、痛みが出ているところの周辺にトリガーポイントがあるわけではないので注意が必要です。トリガーポイントは痛みから離れた場所に存在することもよくあります。**

例えば、膝に痛みを感じていても、トリガーポイントは太もものどこか（膝から股関節の間）にできています。これは、トリガーポイントができることで太ももの筋肉が緊張し、その太ももの筋肉と接している膝の関節周辺に痛みが出ているからです。

トリガーポイントは、痛みが出ている患部の周辺の筋肉を、筋繊維に対して直角に、ギターの弦をつま弾くように押してみることで探すことができます。痛みを伴うごりっとしたシコリで、押すと人によっては、鋭い痛みを発することもあります。

また、押してみて痛みがあるけれど、とくに普段痛みを感じていない場合というのはこれから出てくる予備軍なので、早めの処置をお勧めします。

▽トリガーポイントの自己療法

私がトリガーポイントの自己療法としてお勧めしたいのは、「コロコロ」を使用する方法です。

コロコロとはボール型のキャスターのことです。よく、可動式の椅子の脚などに使用されています。

直径40ミリと50ミリの物がありますが、40ミリの物を使用します。

ウレタン車（グレー）とゴム車（黒）がありますが、ウレタン車の方があたりが柔らかく滑りが良いのでオススメです。

コロコロはホームセンターなどで購入することができます。

コロコロの持ち方と使い方は、次のページの通りです。

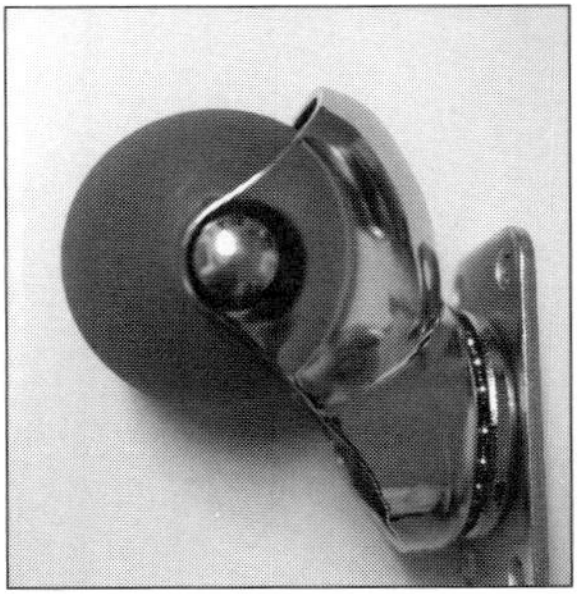

コロコロ

〈コロコロの持ち方〉

①親指と人差し指ではさむように軽く持つ。
②手のひらで包むように軽く握る。

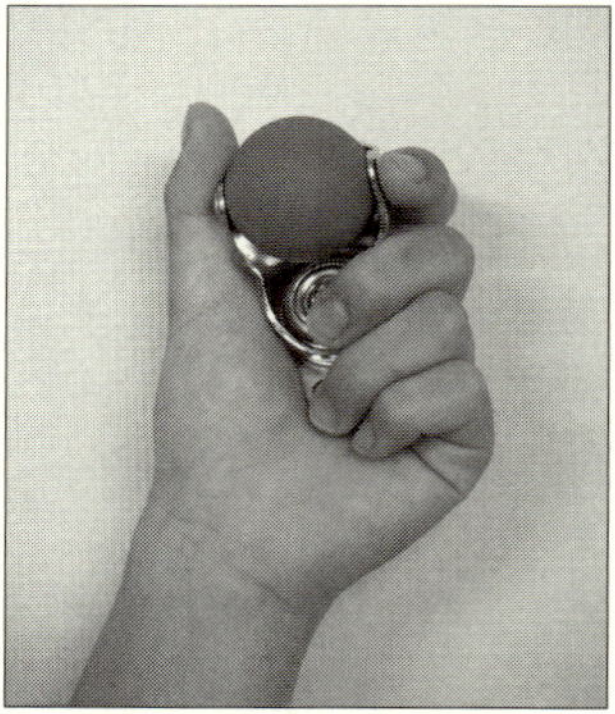

①の表

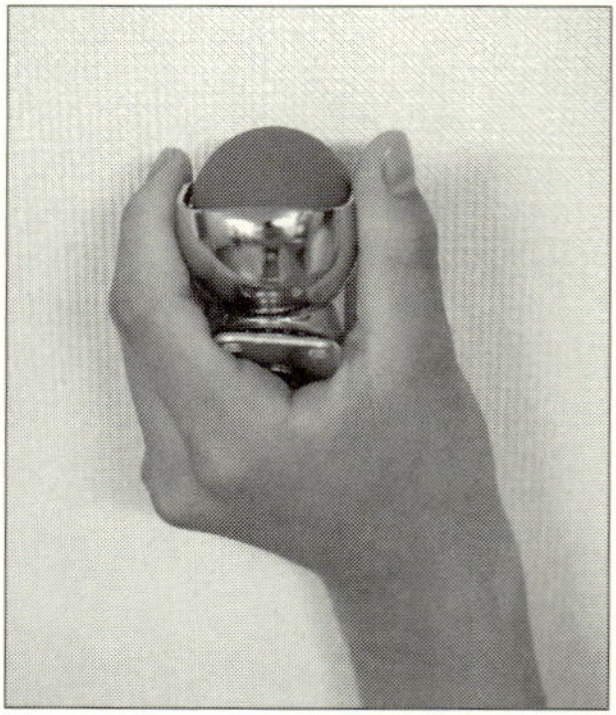

①の裏

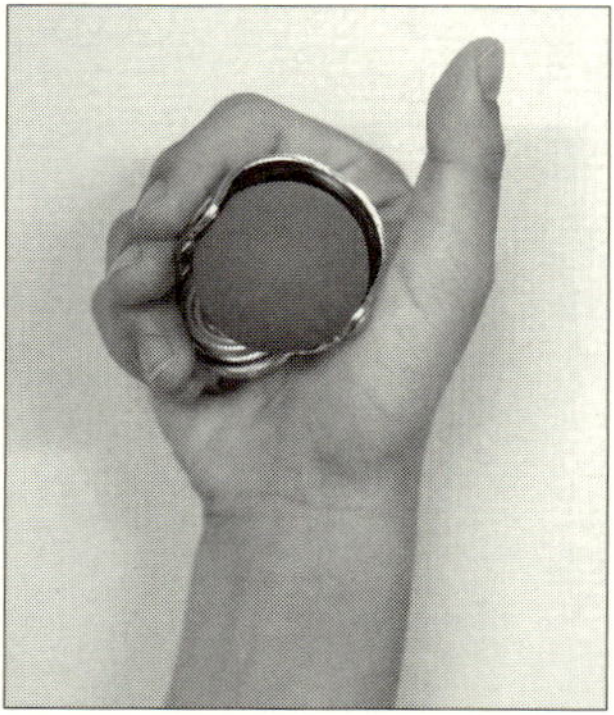

②の表

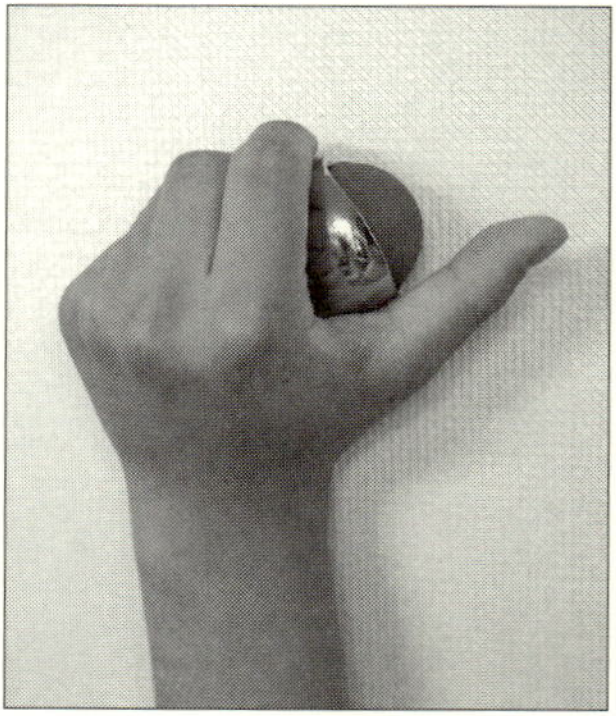

②の裏

〈コロコロの使い方〉

正しく持つことができたら、今度は下の写真ように、気になる部分をコロコロで「矢印←→」の方向に、なでるようにしてみてください。

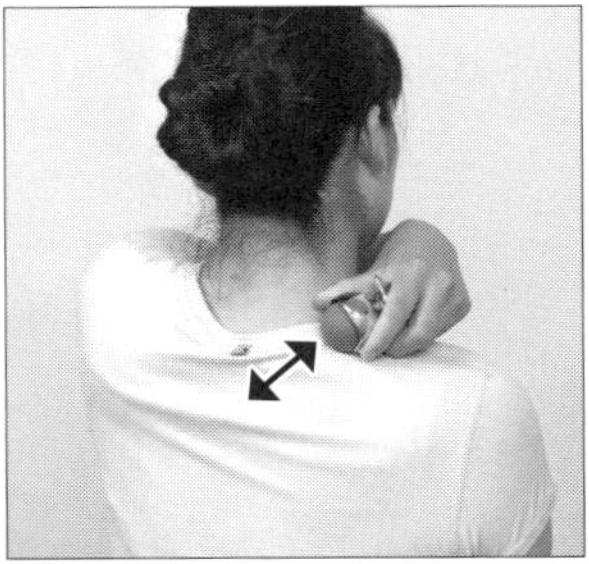

肩

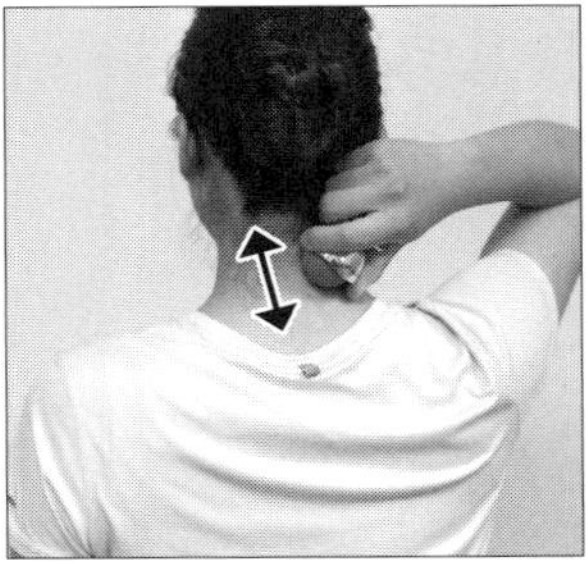

首

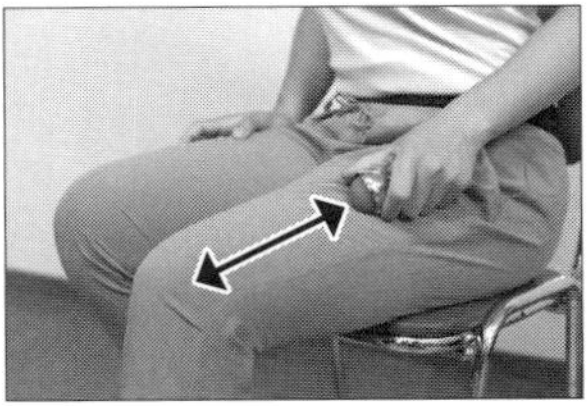

下肢

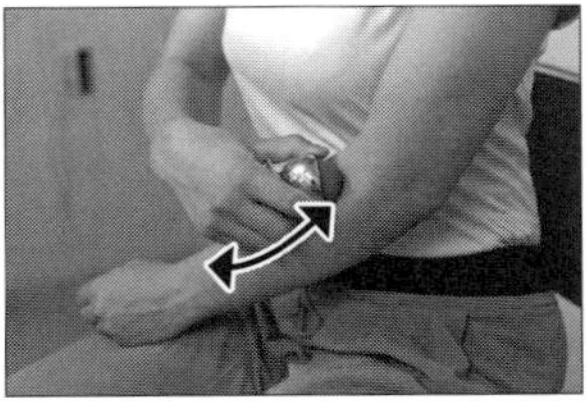

腕

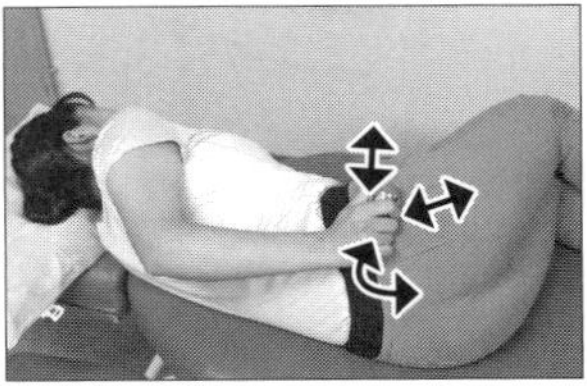

骨盤・股関節周辺（殿筋）・もも

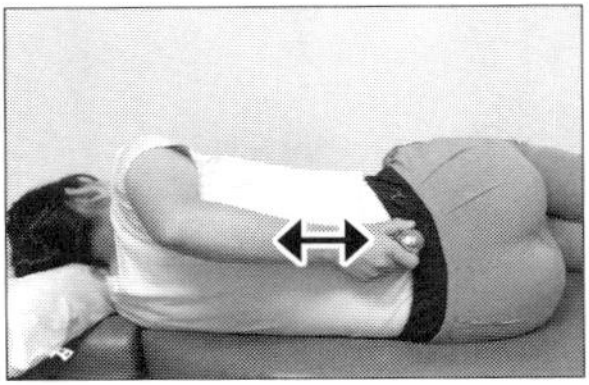

背中・腰

からだの主要なトリガーポイントが現れる周辺の範囲を、各部位（ゾーン）に分けコロコロすることを、私は「一般操作」と呼んでいます。

一般操作は、おおまかなトリガーポイントが探せ、トリートメント（処置）ができるようになっています。

また、一般操作でトリガーポイントを探しているだけで、緊張している筋肉が弛緩し、ある程度の張り・凝り・痛みが軽減、もしくは消失します。

左ページを参考にして、10回位反復しながらトリガーポイント（転がすとコリッとするしこり・痛む所・気持ちいい所）を探してみてください。

1つの矢印が済んだら隣の矢印に移り、同じことを繰り返します。しこりや痛みがあったら、その部位を10センチ幅で10回位反復して一旦他の部位へ移り、少し間をおいてから繰り返します。

この〝間〟をおくことが肝心です。少し間をおくことで、自然治癒力が働き筋が弛みます。続けて数十分やるより効果があるのです。

マッサージと異なり、気持ちよかったり、血行が良くなったりするだけでなく、症状の原因であるトリガーポイントを取り除くことができます。

〈一般操作におけるトリガーポイントの位置〉

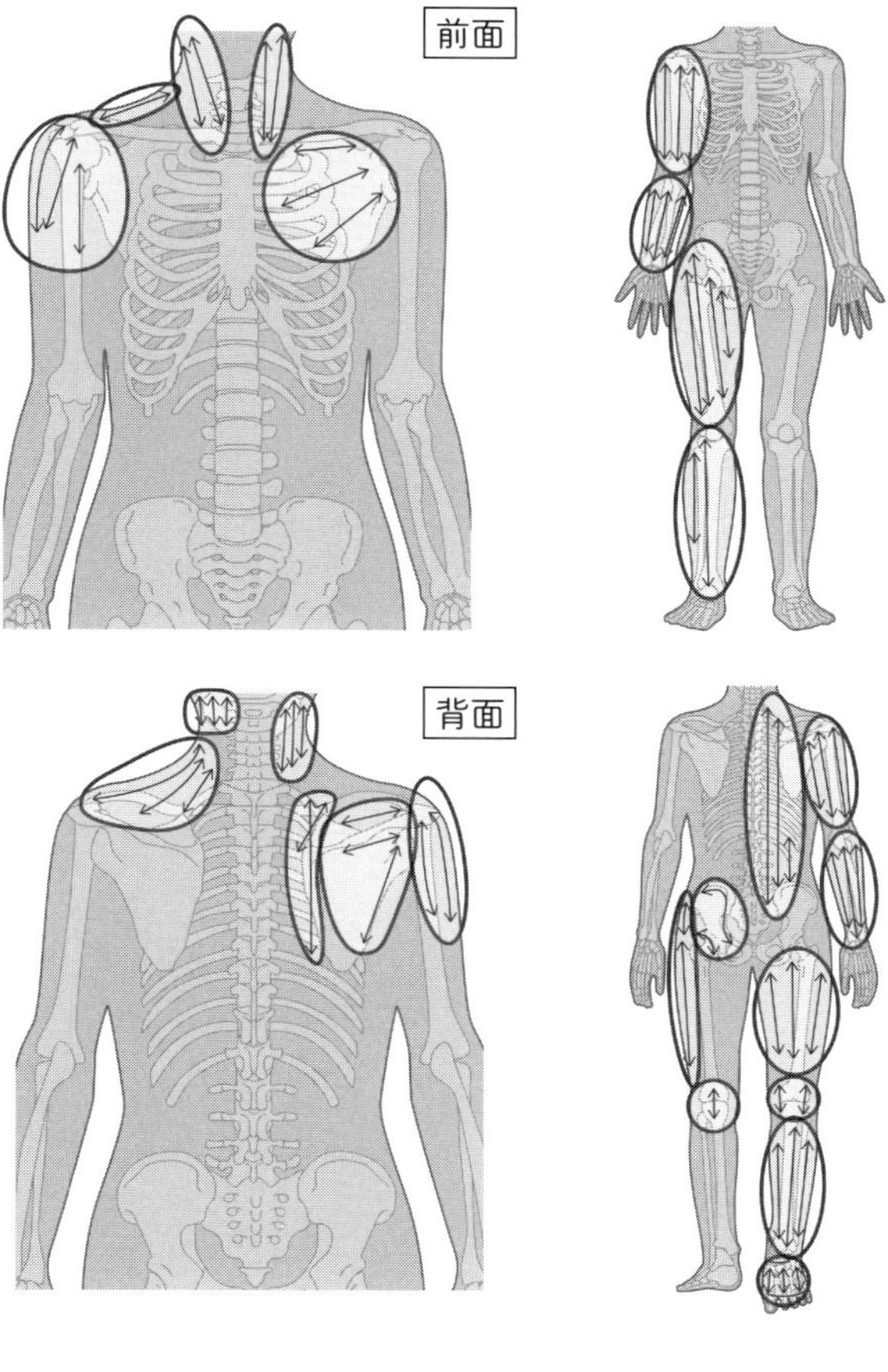

ゴロゴロ自体に重さがあるので、強く押し付けたり、ゴリゴリしたりする必要はありません。痛いのを我慢してやったからといって効果があるわけではないのです。**強くやりすぎると、かえって痛みを出してしまうことがあるので注意してください。**

雑誌やＹｏｕＴｕｂｅなどで、床にテニスボールを置いて、その上に寝転がることで自重をかける方法が推奨されることがありますが、これは腰痛の状態によっては難しい場合があることと、自重がかかりすぎて症状が改善されないか、かえって悪化させてしまうことがあるので、絶対にやめてください。

痛み（症状）のある部位にトリガーポイントが存在する場合もありますが、痛い所のみに原因があると思い込んでいると、トリガーポイントの解決にはなりません。**長期に亘りトリガーポイントがあると、関節の機能障害を起こし、神経の働きが悪くなり、症状の完治は困難になります。**

このような場合は、自力で治すことは難しいので、まず施術を受け、骨格の機能障害（ロック）を調整し、神経の流れを正常に戻すことをお勧めします。

４・筋膜

これから説明する筋膜については、ほとんどの人は、腰痛の原因としては、聞いたことがないと思います。

筋膜とは、筋肉の表面を覆っているストッキングのようなものです。

人体を構成しているものを思い描いたときに多くの人が思いつくのは、「骨」と「筋肉」、そして「内臓」などではないでしょうか？

骨は連なって骨格を構成しますが、骨だけではバラバラになり、からだを支持することはできません。筋肉もからだを動かす器官・組織であって、からだを支持する組織ではありません。

からだはこれを支持する組織（骨組み）である、

〈筋肉と筋膜〉

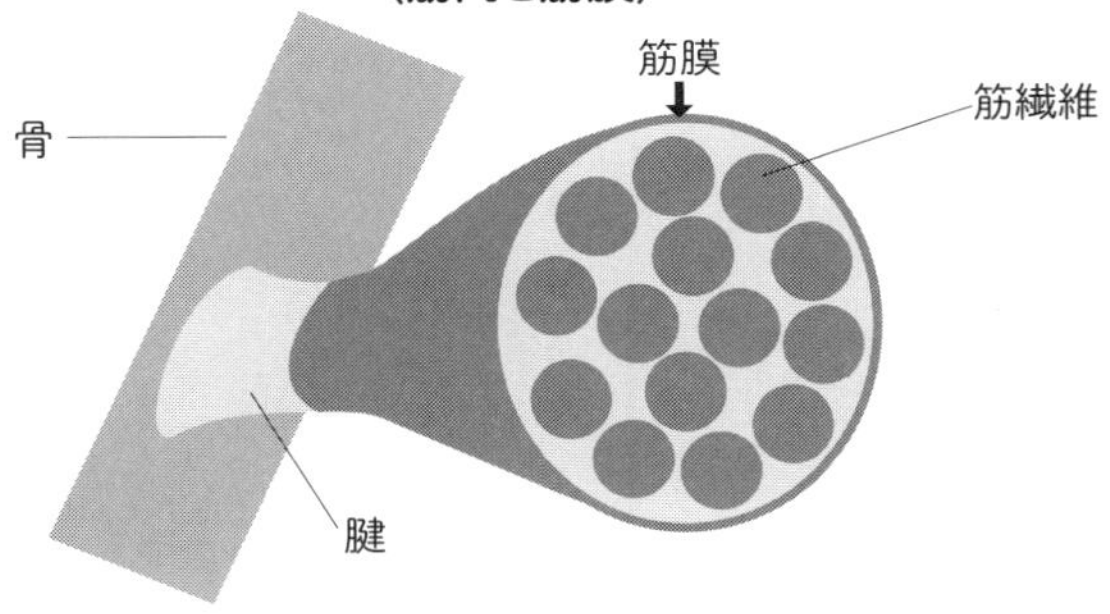

筋膜、骨膜、靭帯などがあってはじめて成り立っているのです。

からだの器官はすべて、個々の筋原繊維《きんげんせんい》に至るまで、筋膜によって覆われています。そしてこの筋膜は、ウエットスーツのように全身つながっています。

筋膜はコラーゲン線維と弾性繊維《だんせいせんい》などからできていて、弾力性が高いのが特徴です。また可塑性《かそせい》に富んでいます（可塑性とは、粘土のように一定の圧力で形を変えられるという意味です）。

そのため、ケガ、緊張、ストレスなどによって筋膜が縮められた状態が続くと、筋膜は短くなったり硬くなったり、他の筋膜と癒着したりして形を変えます。

この筋膜が硬くなることでからだが歪み、腰痛の原因となります。

例えば、収縮性の無いジーンズやピッタリしたジャケットを着て、正座をしたりからだを動かしたりすると、窮屈で動きづらく肩も凝ると思います。この状態が筋膜が硬くなった状態です。

ストレッチがきいているジーンズや、ゆったりしたジャケットに着替えたらどうでしょう。

そうです、正座も楽にできてからだも動かしやすくなり、肩が凝らないで済みます。

今まで原因不明と言われていた痛みが、筋膜性疼痛症候群《きんまくせいとうつうしょうこうぐん》（ＭＰＳ・筋膜が原因となって痛みを引き起こす病気）によるものであることも医学界で分かってきました。

筋膜を作っているコラーゲン線維は永続性を持った強い線維ですが、可塑性が有るため90秒以上持続圧をかけると弛み始め、元の状態に戻っていきます。コラーゲン線維が弛むと共に、周辺の体液循環も促進され、痛み、刺激が緩和し、短縮した線維の損傷が改善されていきます。

この筋膜を軟らかくする方法を「筋膜テクニック」と呼びます。

筋膜テクニックは、ストレッチの方向、力、持続時間を決定し、緊張した組織の最大リラクゼーションを促通するために、患者さんのからだからのフィードバックを必要とする、非常に高度な相互作用を持つストレッチング・テクニックです。

▽筋膜テクニックの例

筋膜テクニックの方法を、膝を例に取って説明します。

〈筋膜テクニックの例〉

①膝の痛い所に手の平で触れます。

②その状態で、手を上・下・左・右、各方向に動かすことで、皮膚（筋膜ですが感覚としては皮膚）を動かすように操作します。

1方向20秒間位、これを3セット。1日2、3回行ってください。

各方向に動かして、動きの悪い方向があれば、その方向が筋膜が硬くなっている方向です。
痛くない側と動きを比べると、よりハッキリ動きの悪さが分かります。

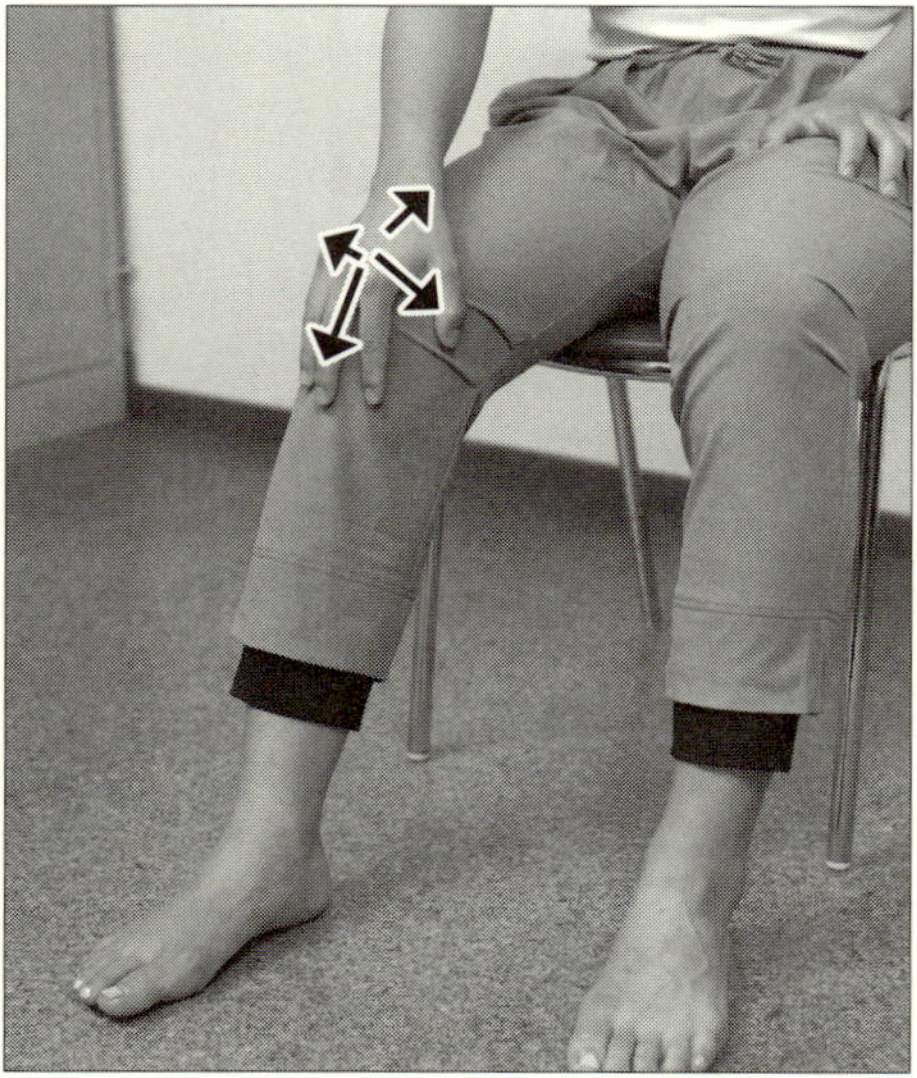

5・皮膚

腰痛の原因の最後の1つが、皮膚です。

からだを動かす時の痛みは筋肉や関節に問題がある場合が多く、それを治療する方法は沢山あります。ところが、まだそれほど知られていませんが、**皮膚の動きが悪くても関節の動きが悪くなったり痛みが出たりする**のです。

皮膚が腰痛の原因になることとは、筋膜以上に聞いたことがない方が多いと思うので、説明いたします。

からだは皮膚によって覆われています。からだを動かす時、皮膚にも正常な動きの法則があります。

皮膚に異常が起きると、この動きの法則が損なわれ、各部位に痛みや痺れが出ます。皮膚が原因なら、いくら関節や筋肉を施術しても、その患者さんは完治しないということです。そのため、皮膚もきちんと対処する必要があります。

皮膚に対してのこれまでの一般的な治療法は、肘の可動域を広げるため、上腕・前腕の後面の皮膚を伸ばす、というストレッチ法が基本でした。

しかし、皮膚のテクニックはこれとは全く逆で、肘を曲げた時に内側にできるシワを、上腕部は肩方向、前腕部は手首方向に引き離すように皮膚を誘導します。

そして、反対の肘の外側は、上腕部と前腕部を肘に向って引き寄せる方向に誘導します。関節可動域の改善や痛みに効果があります。

皮膚の操作といってもなかなかイメージが湧かないと思いますので、例として、首が左か右に向きづらい時の皮膚操作を紹介します。首を左右どちらか、または両方に動かす（向く）と痛みや張りのある方に効果的です。

〈皮膚の操作〉

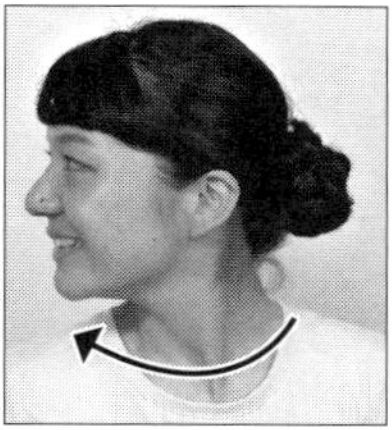

①まずは首を右に、痛みもしくはつっぱりが出る所まで、向けてみてください。
（問題なく向けたと仮定します）

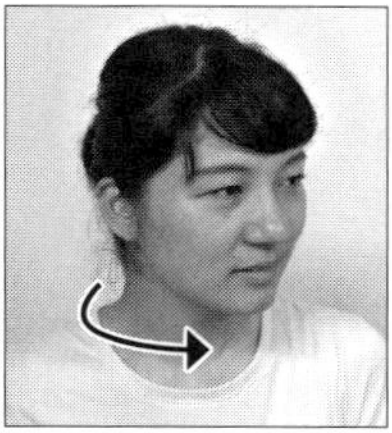

②次は、同じように首を左に向けてみてください。
（左の方が向きにくい、もしくは痛みが出ると仮定します）

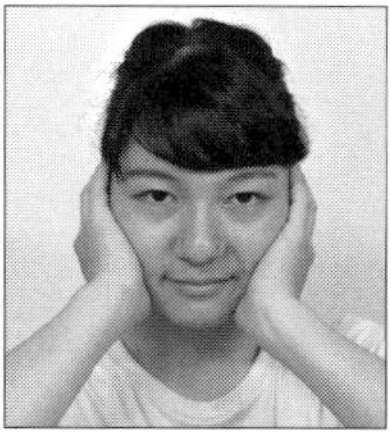

③左右の手を、顎の横から耳の付け根に向って当てます。

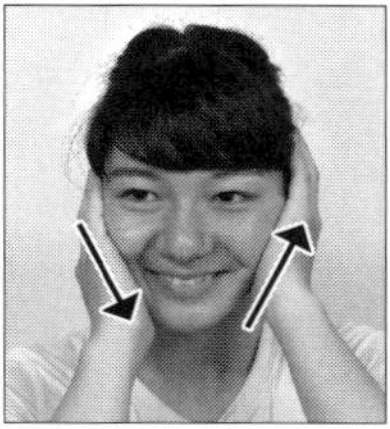

④【誘導方向】左頬の皮膚を顎から耳の方向へ（矢印）、右頬の皮膚を耳から顎の方向へ（矢印）、手の平で表面の皮膚だけが動くぐらいの強さで軽く動かし、約20秒保持し一度緩めます。
それを3回程行います。

もし①と②で左に向きやすく、右が向きにくかった場合は、③④を反対方向で試してみてください。

皮膚の操作を行ってから再度左（右が向きにくかった場合は右）に向いてみると、操作を行う前よりも向きやすくなっているはずです。

腰痛の解決には多様な調整が必要

さて、腰痛の原因を一通り見てきましたが、**土台である骨盤、柱である背骨（腰椎）、からだを支え動きをつくる筋肉群・筋膜・皮膚が重要**なのがお分かり頂けたでしょうか。

腰痛の原因は最低でもこれだけあるのです。特に重症の腰痛や慢性の腰痛には、いくつもの原因が隠されています。

しかし、**原因のどれかを取りこぼしたら、その方の腰痛は完治しない**のです。

腰痛は、骨盤や背骨を調整して改善させる施術院が多いと思います。そこで良くならなかった方々は、原因が関節以外の、筋肉、筋膜、皮膚にもあるために腰痛になっています。

カイロや整体で背骨や骨盤の調整をしただけでは、筋肉や筋膜、皮膚の問題は解決しません。

指圧やマッサージ、鍼灸では背骨や骨盤の関節のロックは取り除けません。

また、筋膜や皮膚は、多くの施術者が知らない分野なので、治すことができません。

これが、今まで腰痛を完治させることができなかった要因です。

腰痛の原因をくまなく探し出し、それらの原因を解消することで、今まで治らなかった、または今まで手術をしなければ良くならないと言われた方々も、改善の余地はあります。

▽なぜ、からだは歪んでしまうのか?

ところで、よく患者さんに「どうして歪むのですか?」と聞かれます。

その答えを、骨折を例に挙げて説明しましょう。

腕を骨折したとしましょう。骨をくっつけるために、ギプスをして三角巾で肩から吊ります。通常1ヶ月半から2ヶ月で骨はくっ付きます。

先生は、骨折は治ったのでギプスを外し、「動かしてみてください」と言うでしょう。

ところが、そう言われても、腕は伸ばしても伸びきらないし、曲げても曲がりきらないはずです。

これは拘縮《こうしゆく》といって、長期間動かせなかったために筋肉が萎縮し、やせ衰え、関節も固まって動きの制限ができている状態です。無理に動かそうものなら痛みが出ます。

これを歪みに当てはめると、ギプスをして動かせない状態が姿勢です。

例えば、デスクワークで8時間も10時間もパソコンの前で拘束される首・肩・背中・腰を丸くした姿勢を思い浮かべてください。

立って腰を真っ直ぐにする時間が8時間の中にどれだけありますか?

ほとんどありませんよね、ましてや腰を反る姿勢など皆無です。

ところが、仕事を含め家事などの日常生活は、中腰だったり、座ったり、腰を屈めることばかりです。立ったとしても背中や腰は伸びきっていないし、ましてや腰を反る姿勢などほとんどありません。

まず、筋肉が疲れて背筋を伸ばすこともおっくうになり、普段座っている姿勢も背中や腰を丸くしている姿勢になっています。ここで筋肉が硬くなります。

また、ラジオ体操、ヨガ、ストレッチなどは、右に曲げたら左にも曲げる、腰を屈めたら反り返る、というように、反対の動作を必ずしますよね。しかし、日常生活では意識しない限り片方に偏った行動を繰り返すことは少なくありません。

さらに、人間は直立二足歩行をしますが、本当に真っ直ぐ立っている人は、モデルさんや女優さんくらいではないでしょうか。大概の人は、立っても背中が伸びきっていません。

よく、「頭のてっぺんを糸で真上に引っ張られているイメージで背中を伸ばして」と言いますが、その時は、誰しも最初に立った格好より背中を伸ばせますよね。ということは、普段の姿勢はすでに背中や腰が丸くなっている姿勢なのです。

これらがギプスをしている状態です。

そして**何ヶ月、何年も同じ姿勢を繰り返していれば、今度は関節までロックしてしまい、腰痛の原因ができあがるのです。**

これが歪みのメカニズムです。

▽むりやり動かすことはご法度

ところで、骨折ではギプスを外した後リハビリをする訳ですが、2ヶ月のギプス固定で、リハビリに3ヶ月から半年位かかります。

小さい病院では、「後は自分でよく動かすように」と言われておしまい。自分では思うようにリハビリはできないので、下手をすると伸びきらない状態や曲がりきらない状態が残ったりします。

大きい病院だとリハビリ科があるのでそこでやりますが、運が悪いと根性リハビリをさせられます。痛いのを我慢させられて伸ばしたり曲げたりされ、後で余計痛くなり、リハビリ恐怖症になる患者さんもいます。

勿論、根性リハビリをする病院ばかりだとは言いませんが、残念ながらこのようなリハビリを行う病院は少なくはありません。

関節が固まって動かなくなっているのに、無理やり動かすと痛みが出るために、筋性防御反応（痛いから力を入れて抵抗する作用）が起きて、筋肉は余計緊張して関節を動かなくしてしまいます。

これを繰り返し行えば、筋肉を痛め、炎症が起きます。関節炎を起こして関節が腫れている人も見たことがあります。

私の所に、リハビリの痛みに耐えかねた方がいらっしゃったことがありました。

この方は、股関節の手術をしてリハビリに入ったところ、担当の方が根性リハビリの先生で、痛いのを我慢しながら毎日受けていたそうです。リハビリを受けた夜は痛みで眠れず、シーツを握りしめ枕を涙で濡らす毎日だったそうです。それでも治りたい一心で毎日リハビリを頑張って受けていました。

それを見かねたその方の友人で私の施術を受けていた患者さんが、その方のことを私に相談されました。

「先生、リハビリは痛くないと効かないのですか。我慢して受けなければ治らないのでしょうか。友人のお見舞いに行ったら可哀想で……」

と言われたので、私は、

「そんなことはありません。リハビリは痛みなど出さずに施術できます。良かったらその方にうちのことを話してみてください」

と言いました。

その患者さんは、入院中の一時帰宅の時にお見えになりました。

股関節部を服の上から手を当てて触診したところ、患部が盛り上がっていて熱感もありました。これは筋肉が硬直して炎症が起きている状態です。

私は、骨盤、腰椎、筋肉群の検査をして、歪んでいる箇所を調整しました。

その時、その患者さんから、

「先生、そんなに優しくて関節が動くのですか。股関節が良くなるのですか」

と質問されたので、

「今受けているのが私の施術法です。やられて痛いですか」

と尋ねると、患者さんは、

「痛くないです」

と言いました。

骨盤の調整をして患者さんに股関節を曲げてみてもらうと、最初は痛みのせいでほとんど曲げられなかった股関節が最初より曲がるようになりました。

患者さんは言いました。

「あんなに優しい施術だったのに、股関節が曲げられるようになって痛みも楽になりました。でも、今まであんなに痛みを我慢してリハビリを受けきて、夜は泣くほど痛かったのに、こんなに優しくやって良くなるのか信じられないです」

私は言いました。

「でも実際、今痛みも伴わず、股関節の動きも良くなっていますよね」

「はい」

「これが当院の施術です。今までやっていた痛みを伴うリハビリは毎日やっていても、これ程動きが改善されず痛みが軽減しなかったのですよね。通院して頂けたら痛くなく回復しますよ」

続けて股関節を動かす筋肉、それを覆っている筋膜を調整したところ、痛みも軽減して更に曲げられるようになりました。

その患者さんは目を潤ませてお帰りになり、退院予定を早めて来院され、股関節を動かしても痛むことなく回復されました。

この方の例のように、現在固まってしまっている関節や筋肉を無理やり動かすことはからだにとってよくないことで、かえって悪くしてしまう可能性があります。

ですから、第3章では自己療法を紹介しますが、もしできない形があったら無理にやってはいけません。

他の自己療法をやったりしてからだを徐々にほぐしていけば、いつか関節のロックが取れていき、できなかった自己療法も自然と行えるようになるものです。

焦らずに毎日ちょっとずつでも自己療法を続けて頂ければ、腰痛は改善していくでしょう。

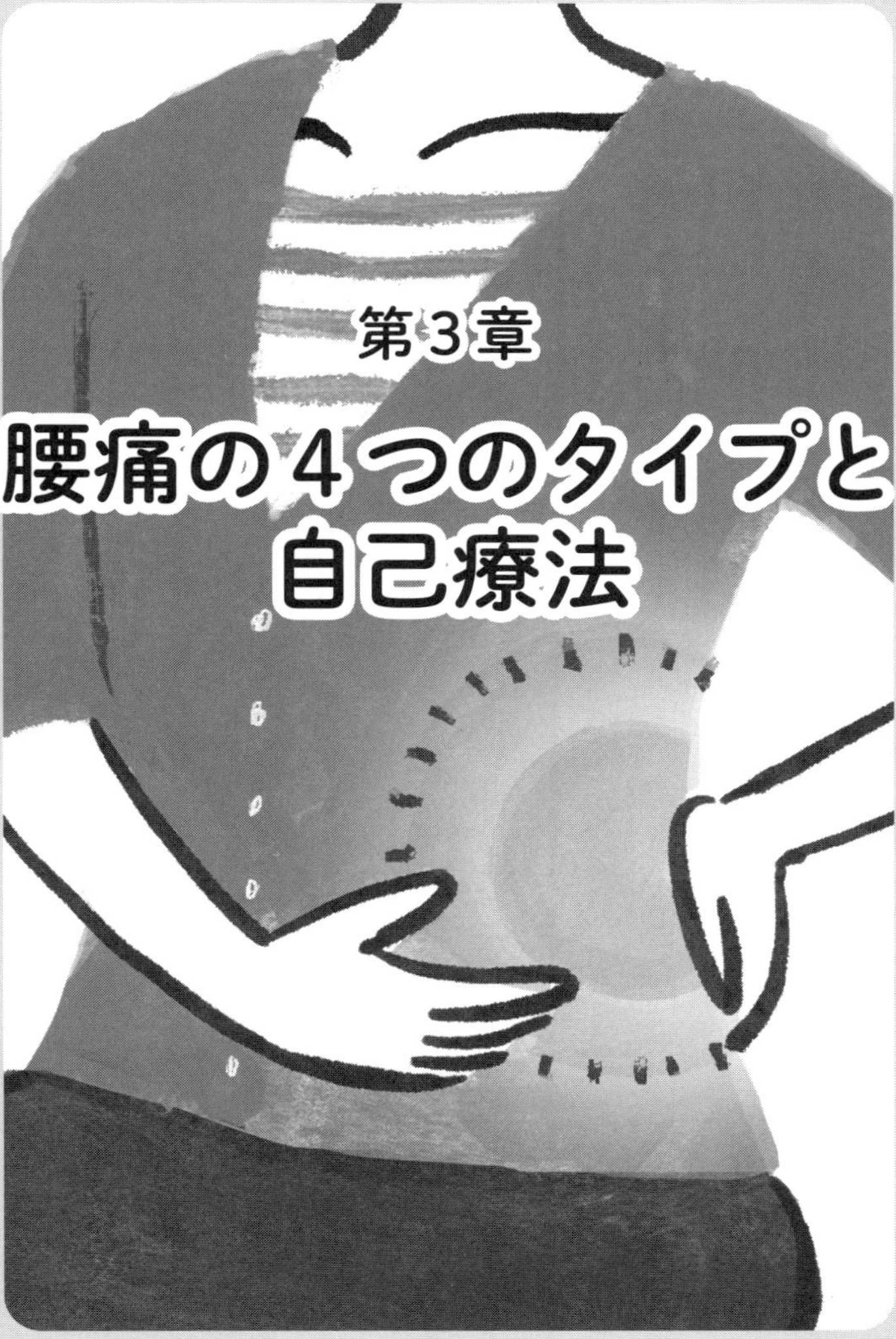

第3章

腰痛の4つのタイプと自己療法

腰痛の4つのタイプとは

第2章では、腰痛の真の原因が次の5つであることを見てきました。

1．骨盤
2．腰椎
3．筋肉のトリガーポイント
4．筋膜
5．皮膚

では、具体的に、この5つの原因に対してどのようにアプローチをすれば腰痛は改善するのでしょうか。

そのヒントは、腰痛の真の原因を究明する際に発見した、患者さんの痛みの出る姿勢の傾向にありました。多くの患者さんの症状を総合したところ、**腰の痛みは腰を伸ばしたときか曲げたときに出る、**ということが判明したのです。

そこから、私は腰痛が4つのタイプに分類できることに気がつきました。

たとえ、椎間板ヘルニア、脊柱管狭窄症、分離症、すべり症、変形性脊椎症、骨粗しょう症などの病名がついた腰痛患者さんであったとしても、全ての症状を4タイプに分類することができます。

その4つのタイプは、巻頭でもご紹介した次の4通りです。

①屈曲タイプ…………腰をかがめたり、座っていたりすると痛む方
②伸展タイプ…………腰が伸ばせない、立っていたり歩いたりすることが困難な方
③複合タイプ…………①と②の複合症状、両方持ち合わせた重症な方
④傾斜タイプ…………からだは傾き、座っていても、立っていても、寝ていても痛い。寝返りや起き上がることも困難、咳やくしゃみで激痛が走るような重症な方

基本的には腰痛は、「①屈曲タイプ」、「②伸展タイプ」のどちらかです。
③はこの両方を持ち合わせた、屈んでも反っても痛い複合タイプで、重症なタイプ

か慢性化したタイプです。

④は③がさらに進み、骨盤やからだの傾斜が伴っている難治タイプとなります。さらに炎症も伴う場合、相当ひどい症状に見舞われます。

また、この4タイプに分類することで腰痛の施術法が確立され、この施術法をマスターすれば、誰が施術しても同じ効果が得られるようになりました。これはＰＡＣが主催するセミナーで、私が講師として手技療法をお教えしたところ、参加された先生方の患者さんにも効果があったことで実証されています。

現在まで、手技療法による腰痛の効果は、実証されにくいのが欠点でした。それは、施術を行う先生方の調整法によって、差が出てしまうからです。そのために施術効果を立証しようとしても、同じ結果が得られなかったのです。

カイロや整体に行って腰痛が良くなったと言う患者さんもいれば、カイロや整体に行ったら余計痛くなったと言う患者さんもいます。これは同じカイロや整体でも、先生の調整法がまちまちだからです。

しかし、この４タイプの分類法と調整法を行えば、ほとんどの腰痛患者さんに当てはま

り、どんな先生でも効果が出せます。

あなたの腰痛もこの４タイプのどれかに分類できます。そして、そのタイプごとの調整法をすれば、きっと腰痛は改善します。

診断については巻頭で既に行っていただいていると思いますので、本章では各タイプの詳しい説明と、その治療法をお教えします。

①屈曲タイプ………………１１４ページをご覧ください
②伸展タイプ………………１２９ページをご覧ください
③複合タイプ………………１４８ページをご覧ください
④傾斜タイプ………………１５５ページをご覧ください

▽タイプ別自己療法について

自己療法の中には、痛みの程度によって、できるものとできないものがあるかと思います。もし、できない場合は、その他の**できるものからやって頂き、症状が軽減して**

きたら、できなかったものをやるようにしてください。

できる人は最初から全てお試しください。原因を色々な角度から調整することで、どのタイプでも症状の早期解消につながります。

まずは、自己療法の中からできるものを選んで、1日3分程度行うと良いでしょう。本書でご紹介する自己療法はさする動きをメインとしていますが、その他の調整方法も併せてご紹介しています。併せて取り入れていただくと、より効果的になります。

急性の腰痛や重症の場合は頻繁に、朝、昼、夕方、夜というように、一度やって少し時間を空けることで、自然治癒力が働き患部を治してくれます。

効果的なのは、朝、夜です。

起き抜けは、腰が硬直して痛みが増している場合が多いからです。朝の自己療法で、骨盤、腰椎、筋肉、筋膜、皮膚を緩めることで、痛みが緩和され動きやすくなります。

また、夜は、一日の家事や仕事で腰に負担がかかっています。夜、自己療法で腰痛の原因を改善しておくと、眠る際や翌朝起きた時に、腰にかかった負担が改善されます。

予防などでやる場合は、一日1回、夜にやるといいでしょう。必ず夜でなければいけないわけではないので、忙しい時はできる時で構いません。

ご家族や知人の方に協力して頂ける場合は、できない自己療法を手伝ってもらうのも、早く痛みを解消する近道です。

原因があるから結果があります。本当の腰痛の原因を改善して、一日も早く健康を取り戻しましょう。

それでは、ご自分のタイプの自己療法を試してみてください。

①屈曲タイプの自己治療………１２１ページをご覧ください

②伸展タイプの自己治療………１３７ページをご覧ください

③複合タイプの自己治療………１５４ページをご覧ください

④傾斜タイプの自己治療………１６４ページをご覧ください

①屈曲タイプ

屈曲タイプは、真っ直ぐ立つことはできますが、お辞儀をすると痛みが出ます。

重症の方は、ほとんどお辞儀をすることができません。

また、屈曲タイプは、腰を反らしても痛みは出ません。

▽骨盤の仙腸関節の屈曲への動きの悪さ（ロック）

屈曲タイプの骨盤は、仙腸関節を構成する仙骨が腸骨に対してロックしていて、お辞儀の方向に関節が動かなくなっています。

これにより、腰を屈める動きをしたり座っていたりすると痛みが出ます。

〈屈曲タイプの骨盤〉

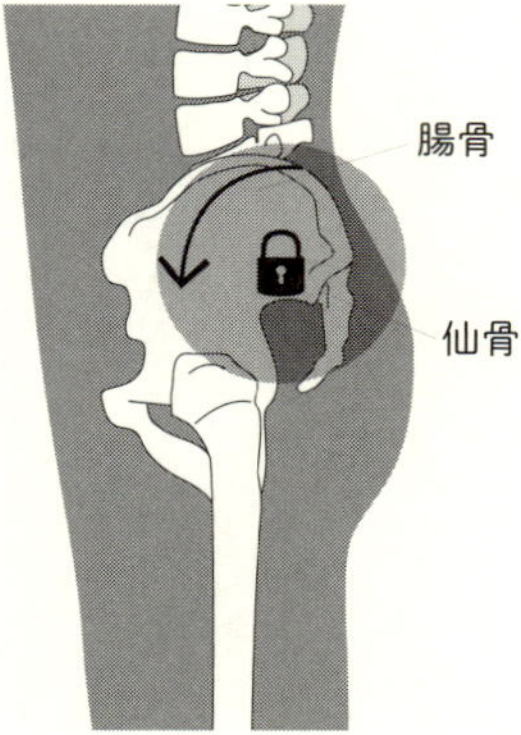

病院では、腰痛の患者さん全員が、横向きで海老のように丸くなって寝なさいと指導されますが、この姿勢が楽なのは、腰を屈めて痛みがない伸展タイプの患者さんだけです。

屈曲タイプの方は腰を屈める姿勢が痛いわけですから、この寝方は苦痛です。屈曲タイプの方は、腰を伸ばせますから仰向けに寝られます。

▽背骨(腰椎)の屈曲への動きの悪さ(ロック)

屈曲タイプは、腰椎の、特に1番下の腰椎5番と仙骨の関節がロックしていて、お辞儀の方向に動かなくなっています。症状が強い方は腰椎4番と5番の関節もロックがあり、もっとひどい方は腰椎全ての関節がロックしていて、腰が曲げられない状態になっています。

〈屈曲タイプの腰椎〉

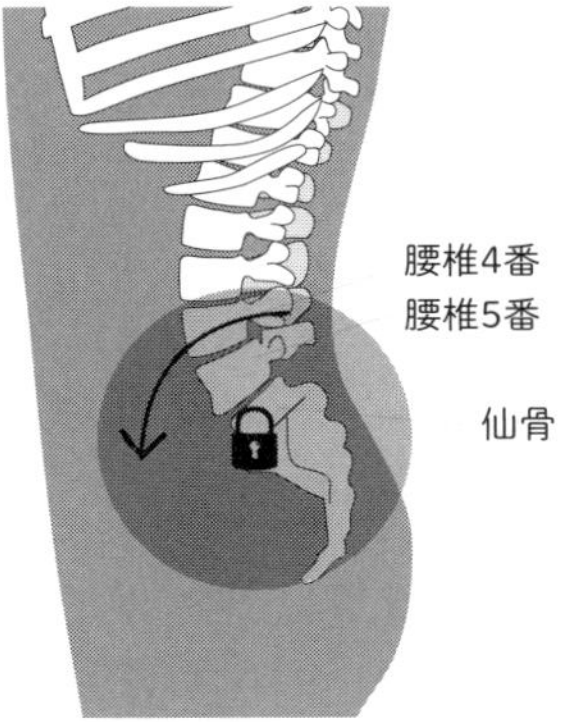

▽筋肉のトリガーポイント

屈曲タイプの場合、腰部にある臀筋群（大臀筋、中臀筋、小臀筋）や梨状筋が緊張して硬くなっており、臀筋や梨状筋の筋繊維にトリガーポイントができています。

臀筋群は骨盤と大腿骨に付いている筋肉で、主に股関節を曲げたり（屈曲）、片足で立ったりする時に骨盤が傾かないように支えている筋肉です。

股関節を屈曲するということは、立位では腰を屈める格好です。日常生活では大変多い姿勢です。ほうきで掃いたり、雪かきをしたりすることで腰が痛くなる時というのは、この臀筋群が酷使されて痛みが出ています。

梨状筋は骨盤の仙骨と大腿骨に付いていて、股関節を外旋（外側に向って回転）させる筋肉です。

〈臀筋群と梨状筋〉

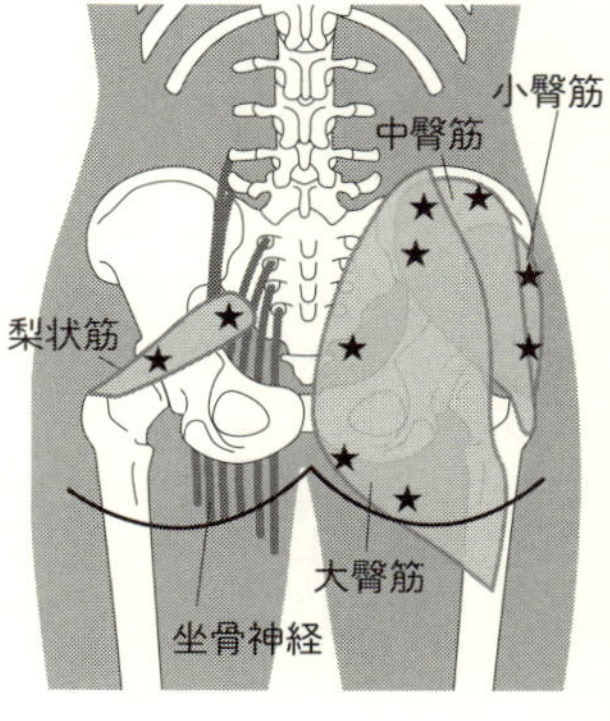

骨盤の歪みにより、この梨状筋が硬くなってトリガーポイントができると、坐骨

神経痛となります。梨状筋は草むしりなどの中腰の姿勢で負担がかかり、硬くなります。

坐骨神経痛は、①屈曲タイプ、②伸展タイプ、③複合タイプ、④傾斜タイプのどのタイプにも発症します。

屈曲タイプ、伸展タイプ、複合タイプ、傾斜タイプ、どのタイプにも関わっていることがあるのが、大腿筋膜張筋のトリガーポイントです。

大腿筋膜張筋は、腸骨の上から大腿骨の上3分の1に付いています。この筋肉が収縮すると下肢を外旋させます。

ここのトリガーポイントや筋膜、皮膚が緊張して硬くなっている方の中には、患部を下にすると痛くて寝られない方や、逆に患部を上にすることで筋肉が引っ張られ寝られない方がいます。この筋肉の緊張が骨

〈大腿筋膜張筋のトリガーポイント〉

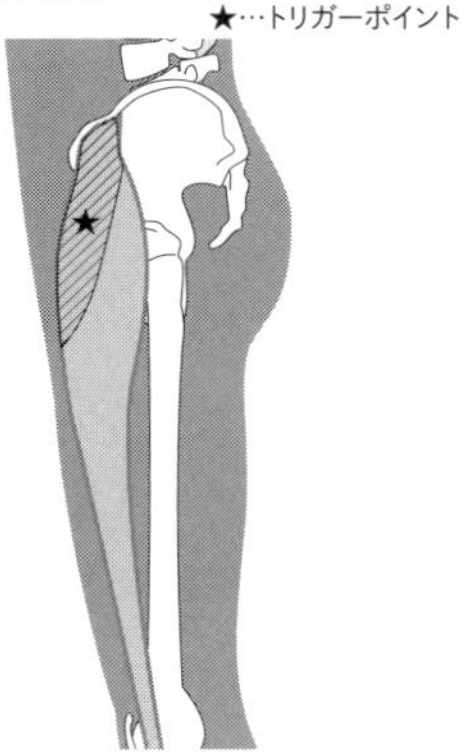

盤の外側やももの外側に、痛みや痺れを出します。

▽筋膜

屈曲タイプは、骨盤の仙骨部の筋膜の、上方（頭の方向）への動きが悪くなっています。そこで、仙骨部の筋膜を、上方に優しく引っ張るように動かして、緩むのを待ちます。

▽皮膚

屈曲タイプは、腰部の皮膚の、背中の外側から背骨の中心に向かっての動きが悪くなっています。

そこで、皮膚を外側から内側（背骨に向かって）に、引き合わせるように誘導する必要があります。

屈曲タイプの症例1——急性腰痛（ぎっくり腰）：女性　30代　主婦

子どもを抱き上げた時に腰を痛めてしまった、という女性が来院したことがあります。重いものを持ち上げた際に急に腰を痛めてしまうことを、急性腰痛（ぎっくり腰）といいます。

その女性は、歩行時と腰をかがめたときに痛みがあり、脚をついたり咳をしたりすると腰の中央に激痛が走る、という状態でした。

かがんだり、腰を曲げたりすると痛みがあるというのは、典型的な屈曲タイプです。

この女性のように、普段から子育てのために子どもを左右どちらかの腰に乗せて抱いていると、骨盤が歪み、腰を反った状態で硬くなっています。そのために、子育て中の女性などは、屈曲タイプの腰痛になる可能性が高いのです。

複合タイプや傾斜タイプ以外は、痛くなってもすぐに施術をすれば、症状の改善が早くなります。この方も早めに来て頂いたおかげで、屈曲タイプの施術を行った3日後には大分楽に動けるようになり、10日後には全く痛むことがなく日常生活を送ることができるようになりました。

しかし、屈曲タイプといえども、すぐに治るだろうと思って1ヶ月近く放置していると慢性になり、関節や筋肉の硬さも増しますので、治療期間に多少時間がかかるようになってしまいます。

屈曲タイプの症例2——椎間板ヘルニア、坐骨神経痛：男性　50代　会社員

急に腰に痛みが走ったため病院に行ったところ、ＭＲＩ検査で椎間板ヘルニアと診断され、鎮痛剤も効かなかったので手術を勧められた、という男性が来院されたことがあります。その男性は、座っていると腰がひどく痛み、坐骨神経痛が出ている、かなり重症な状態でした。

座って腰を曲げていると痛みがあるというのは、屈曲タイプです。

2、3ヶ月の通院で症状もなくなり、運動もできるようになったので、もう一度ＭＲＩ検査をしたところ、椎間板ヘルニアは画像的には何も変わっていませんでした。

手術をしなければ治らないと言われた椎間板ヘルニアですが、運動できる程に回復したわけですから、腰痛の原因は写っていた椎間板ヘルニアではなく、施術した場所だったのです。

屈曲タイプの自己療法

ふくらはぎさすり（皮膚）

ふくらはぎの皮膚を弛めると腰が曲げ易くなります。

【方法】

ふくらはぎの皮膚を上から下に優しくさすります。両側同時に行いますが、さする体勢がきつい方は片方ずつでも構いません。
症状の強い方は腰を屈めての姿勢がきつい場合があるので、椅子の背もたれ、もしくは壁や柱などに寄りかかりながらやってみてください。

【回数】

1セット50回。1日2、3回

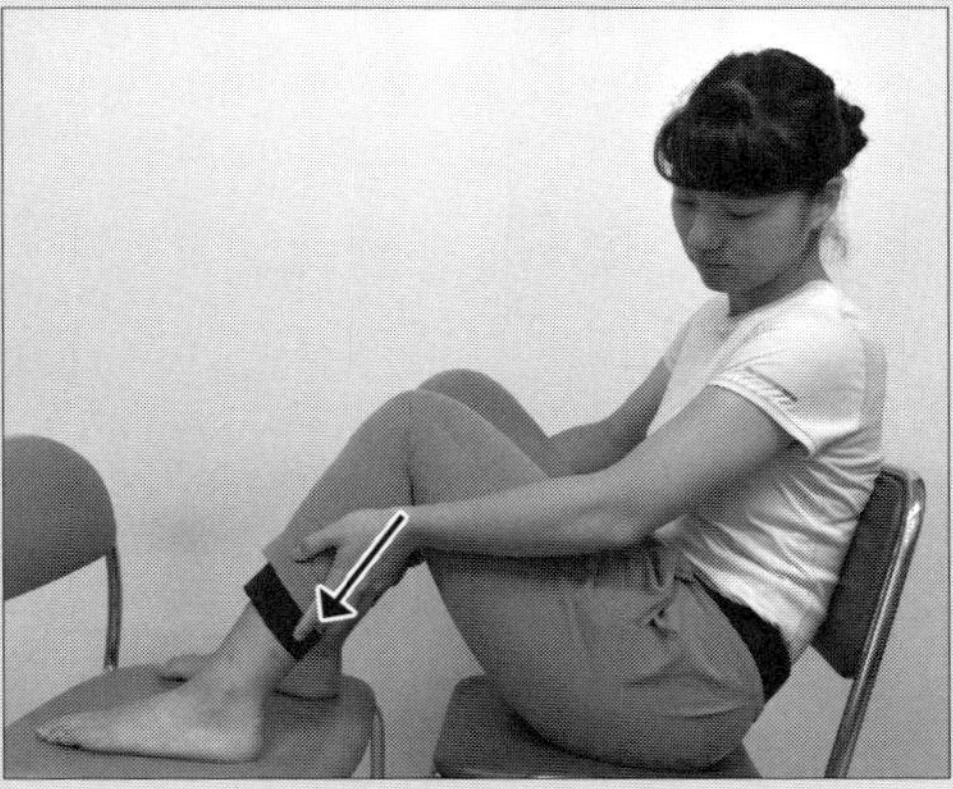

腰部の皮膚を緩める（皮膚）

この方向に腰の皮膚を弛めると、腰が曲げ易くなります。

【方法】

ウエスト部（腰骨の上）の皮膚を、外側から背骨に近づける方向に優しくさすります。

【回数】

1セット50回。1日2、3回

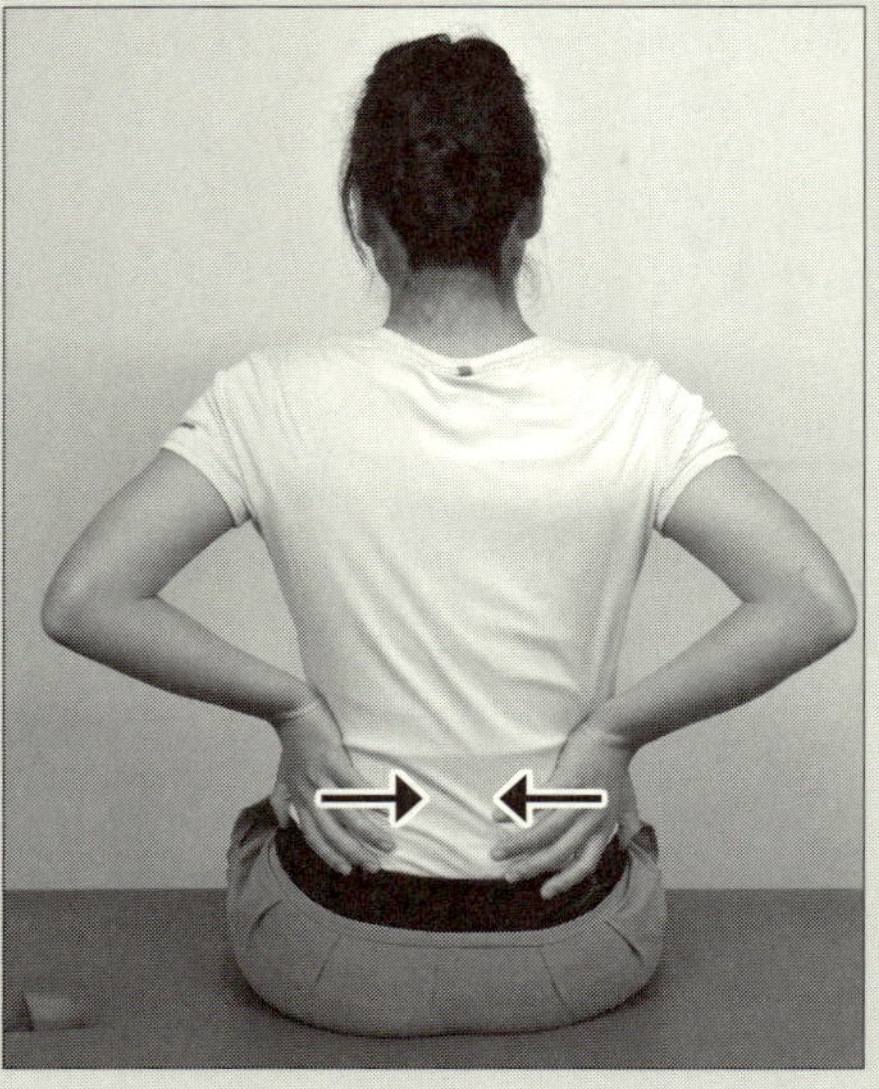

仙骨押し上げ(筋膜)

この方向に仙骨の筋膜を緩めると、腰が曲げ易くなります。

【方法】

仙骨部の筋膜を、上（頭の方向）に引き上げます。

【回数】

1セット1分間。1日2、3回

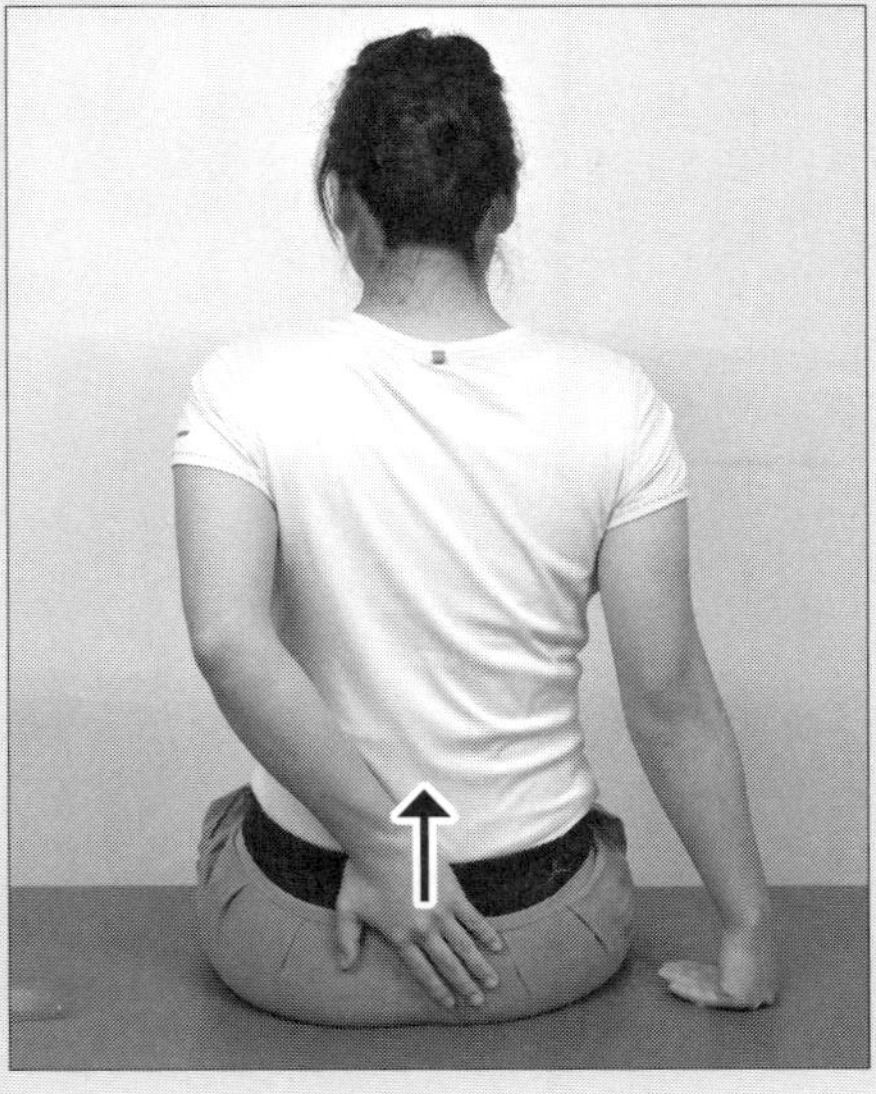

足骨関節の調整（腰椎）

中足骨は腰椎と連動しているので、この関節を動かすことで、間接的に腰椎を動かせばお辞儀がし易くなります。小指が腰椎５番で薬指が４番、中指が３番、人差し指が２番、親指が１番と関係しています。

【方法】

①右足の甲の中足骨の手前を、右手の親指と人差し指で覆うように押さえます。

②左手の、親指と、人差し指、中指、薬指、小指で、中足骨を摘まむように持ち（左ページ写真参照）、甲の方に押していき（足が反るような感じ）、動きが止まったところで止めます。

〈中足骨〉

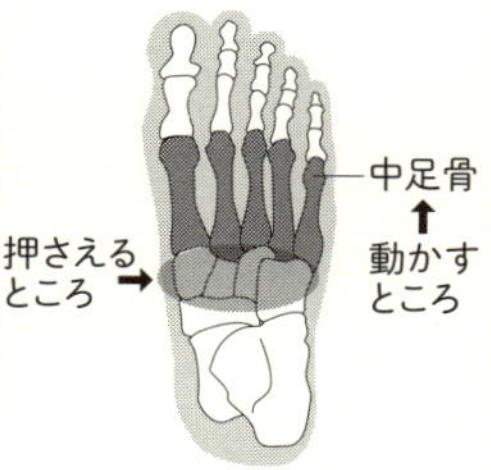

※足裏から見た図

全部の中足骨を10秒間ずつを１セット行います。左足も手を持ちかえて同じように行ってください。
中足骨の動かす方向が正しければ、どのような姿勢でも結構です。楽な持ち方、姿勢で行っても同じ効果が得られます。

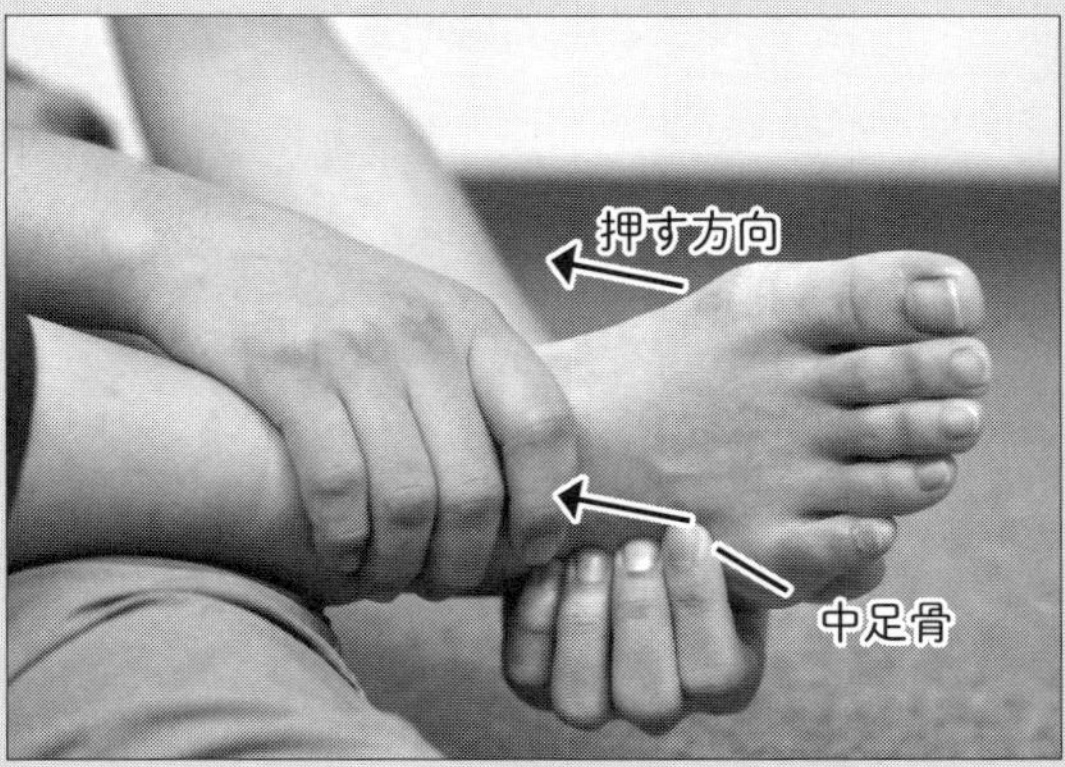

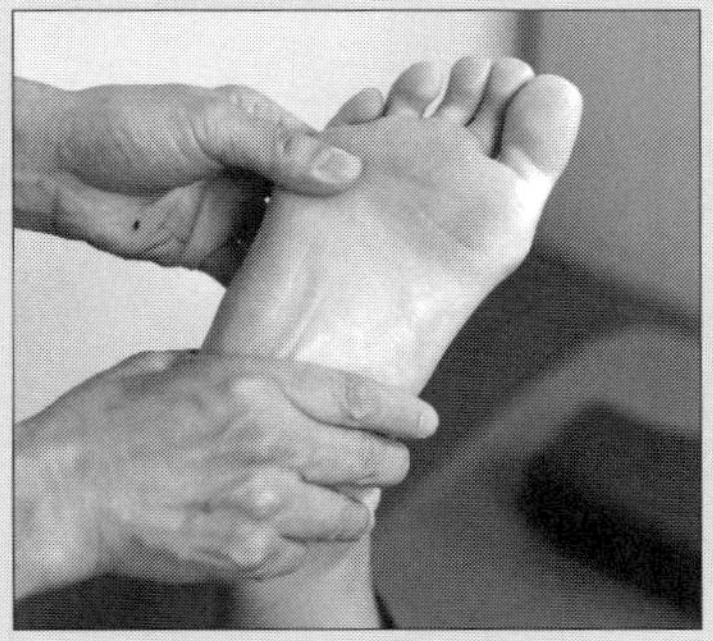
自分で届かない場合は、押してもらいましょう

【回数】

10秒×５本１セットを左右。１日２、３回

仙腸関節調整

仙腸関節を調整すると腰が曲げ易くなります。腰の問題だけでなく、股関節・膝関節にも効果があります。

【方法】

骨盤の上前腸骨棘《じょうぜんちょうこつきょく》（骨が出っ張っている所）を、手の平で前方から後方に10秒位押します。

【回数】

1回10秒間、片側続けて3回行う。
これを左右で1セット。1日2、3回

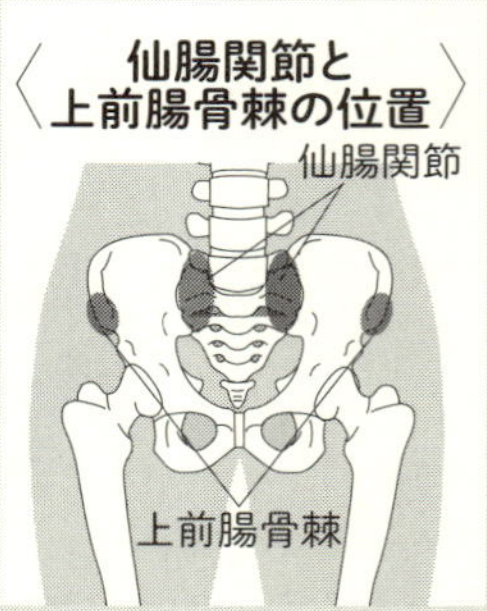

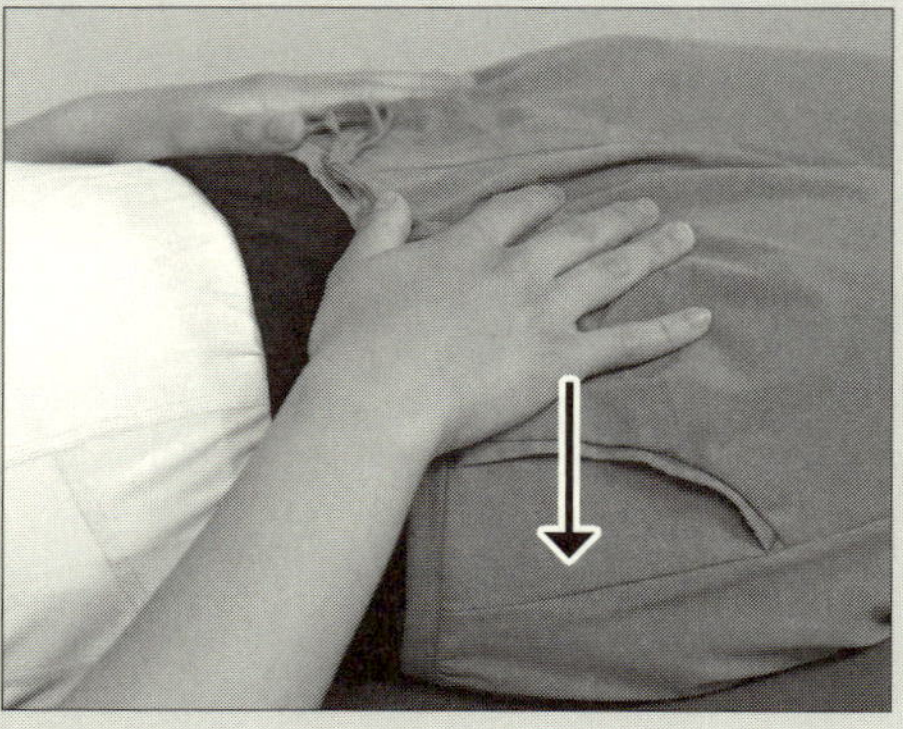

骨盤バンド療法（仙腸関節）

仙腸関節には、骨盤バンド療法も効果的です。

骨盤バンド療法は、骨盤にバンドを巻くことで仙腸関節に圧を加え、その状態で肩を押すことで効果が出ます。

骨盤バンドは、ドラッグストアなどで購入することができます。ガムテープでも代用できないことはないのですが、後処理が大変ですのであまりおススメはできません。


【方法】


仙腸関節面に圧を加えるために、仙腸関節上にバンドを巻いて横向きで寝ます。上前腸骨棘（骨が出っ張っている所）の上にバンドが来るようにしてください。

股関節を 60 度位曲げ、膝も軽く曲げます。

腰椎は反った状態、肩を腰の方向へ押し仙腸関節を調整します。


【回数】

10 回、１セット。１日２、３回

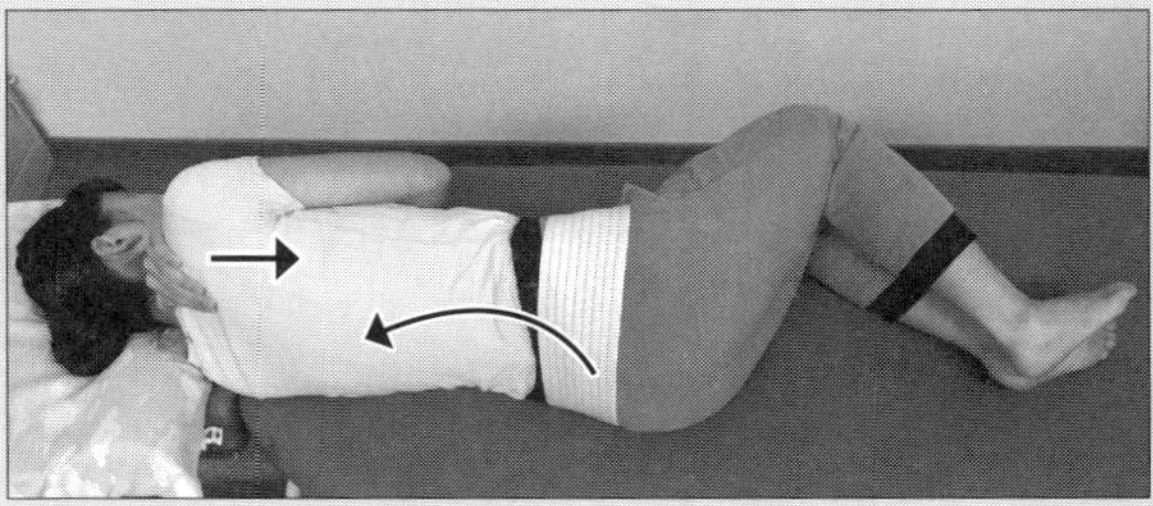

腰部・臀部のトリガーポイント療法

コロコロ（85ページ参照）でさすってトリガーポイントを弛めます。

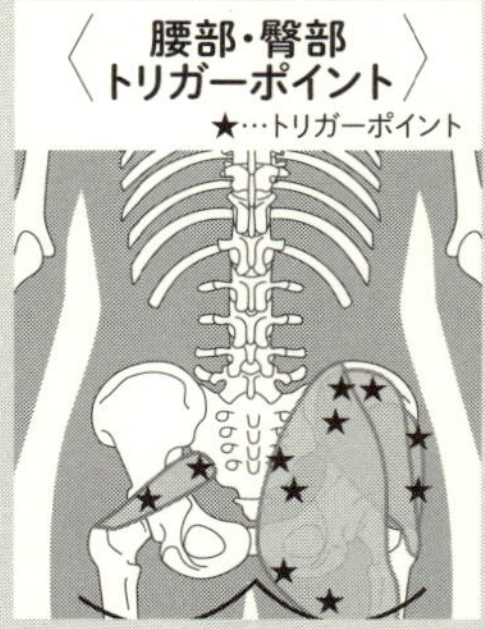

【方法】

骨盤から仙骨にかけてのラインと、股関節の上方、後方を、コロコロします。

【回数】

1箇所30往復位を1セットとし2、3セット。1日2、3回

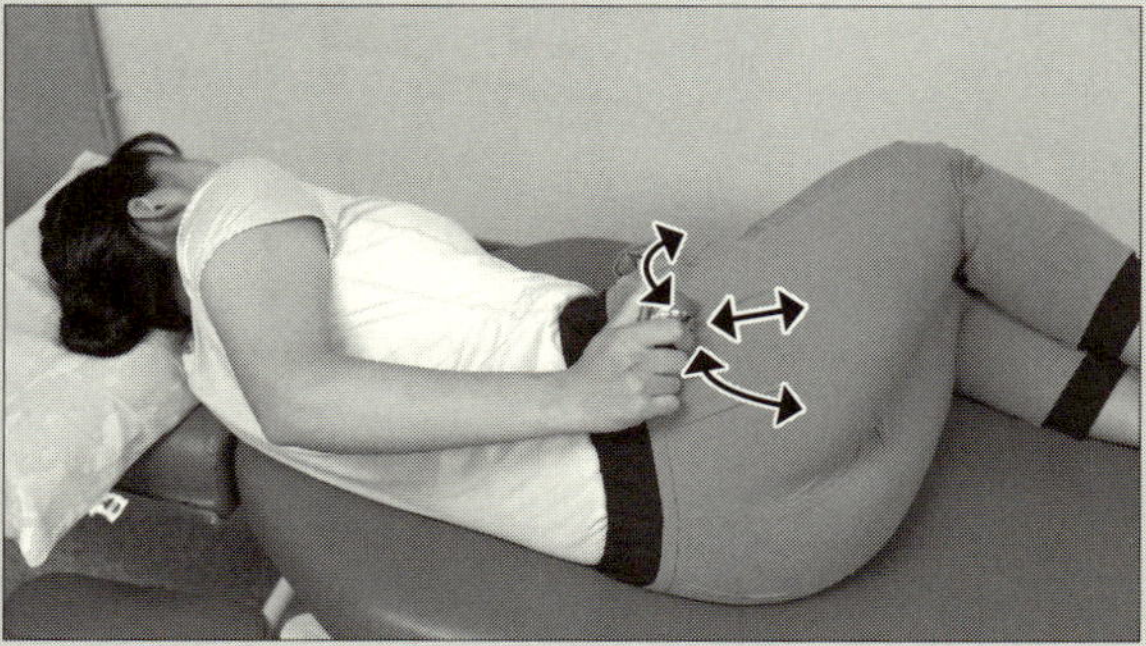

②伸展タイプ

伸展タイプは、お辞儀をしても痛みは出ません。また、このタイプは、真っ直ぐ立つことができる場合もありますが、重症の方は腰を伸ばして立つことができません。そして、**伸展タイプは、腰を反ると痛みが出ます。重症の方は、腰を真っ直ぐ伸ばすことも反ることもできません。**

▽骨盤の仙腸関節の伸展への動きの悪さ（ロック）

伸展タイプの骨盤は、仙腸関節を構成する仙骨がロックしていて、反る方向に関節が動かなくなっています。これにより、腰を伸ばす動きや真っ直ぐ腰を伸ばして立つ

〈伸展タイプの骨盤〉

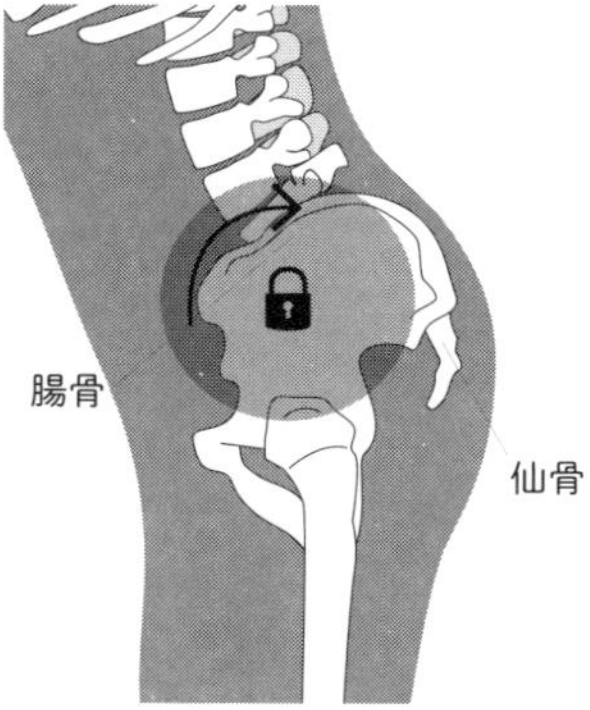

ことで、痛みが出ます。

▽背骨（腰椎）の伸展への動きの悪さ（ロック）

伸展タイプは、腰椎の、特に1番下の腰椎5番と仙骨の関節がロックしていて、反る方向に動かなくなっています。症状が強い方は、腰椎4番と5番の関節もロックがあり、もっとひどい方は、腰椎全ての関節がロックして、腰が曲がった状態になっています。

▽大腰筋

伸展タイプの腰痛の重要な筋肉の1つに、大腰筋《だいようきん》があります。

〈大腰筋〉

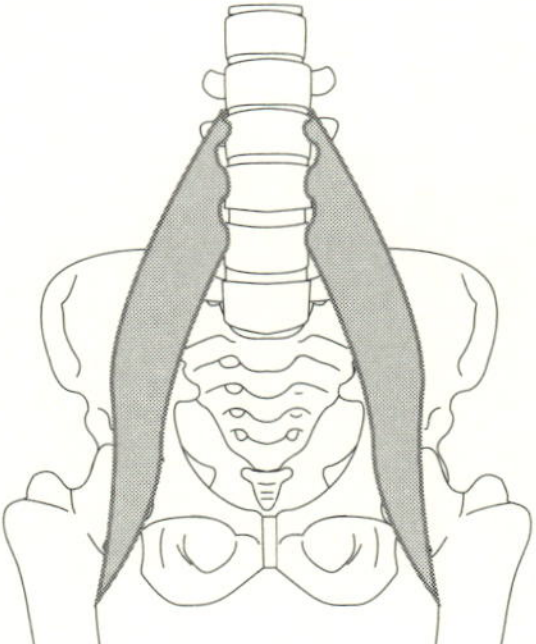

〈伸展タイプの腰椎〉

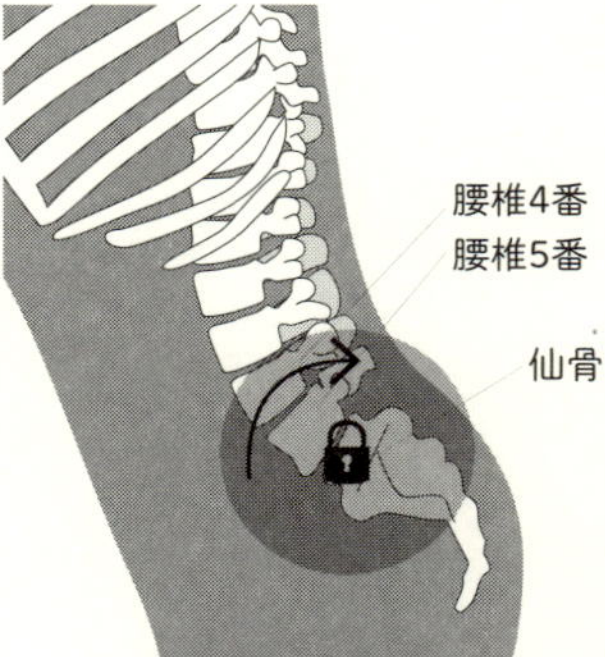

大腰筋は唯一、腰椎の前面と椎間板に付いている筋肉です。

この筋の付着部は大腿骨の内側で、この筋肉が収縮すると股関節が屈曲し、下肢が固定されている場合には体幹が屈曲する筋肉です。

つまり**大腰筋が収縮して硬くなると、腰が丸まり股関節も曲がった状態、極端に言えば、腰が曲がって伸ばせない原因になるのです。**

高齢の方の腰が丸まる原因の1つに、この筋肉の影響があります。伸展タイプで炎症があると、立つことも歩くことも苦痛で、寝る時や寝返り、起き上がる時、咳やくしゃみをする時に、激痛が走ります。痛み以外にも坐骨神経痛を伴うこともあります。

特にぎっくり腰や炎症タイプは、立ったり座ったり、寝返りしたり起き上がったりする時にどうしても激痛が走りますので、ゆっくり動くことしかできません。

1日も早く腰痛を治せば、楽に寝返りも打てるようになれますし、どんな格好でも寝られるようになれます。

▽筋肉のトリガーポイント

伸展タイプの場合は、脊柱起立筋（抗重力筋・75ページ参照）が緊張し硬くなっていて、脊柱起立筋の筋繊維にトリガーポイントができています。
脊柱起立筋は、背骨の両側にある筋肉群で、骨盤から背骨の上まであり、上半身を起立させたり、背骨を伸ばしたりする働きがあります。重い物を屈んで持ち上げる時や、背中を反ったりする動作を行う時に、重要な役割を果たしています。

〈脊柱起立筋のトリガーポイント〉

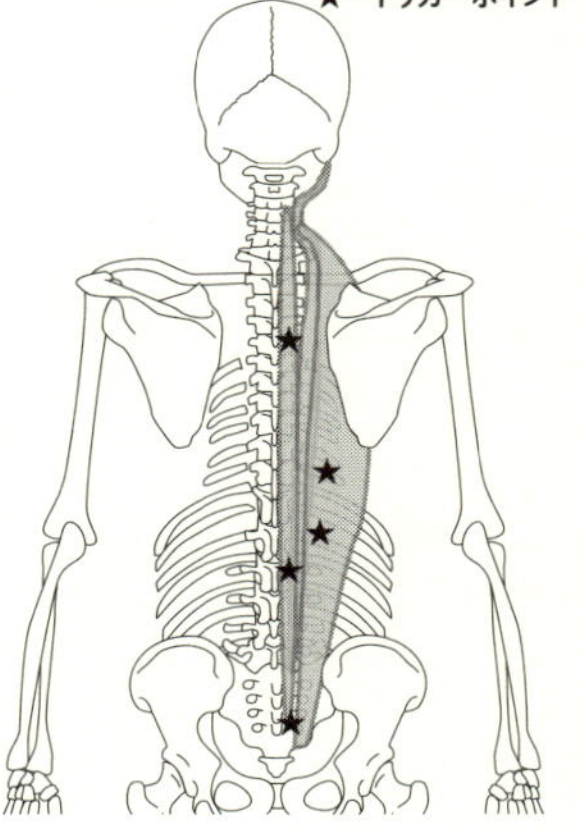

また、立っているだけ、座っているだけでも、常に脊柱起立筋のどれかが緊張しています。人間が生活する上でとても酷使される筋肉で、最も疲労しやすく収縮したままになりやすい筋肉ともいえます。
そのため、腰を含め、背部に症状が出る方が多いのです。
肩こり、肩甲骨周辺、背中、腰の症状は、多かれ少なかれ皆さん経験があると思いますが、これも脊柱起立筋に原因があります。

脊柱起立筋は腰を伸ばす筋肉なので、トリガーポイントが脊柱起立筋にできると、腰が痛むだけでなく、腰が伸ばせなくなり、仰向けに寝られず、真っ直ぐ立っていることや歩くことも苦痛になります。

このタイプで炎症があると、腰をかがめて座るのが苦痛だったり、寝る時や寝返り、起き上がる時、咳やくしゃみをする時などに激痛が走ったり、痛み以外にも坐骨神経痛を伴うことがあるのはこのためです。

また、大腿筋膜張筋のトリガーポイントは、①の屈曲タイプ、②の伸展タイプ、③の複合タイプ、④の傾斜タイプ、どのタイプにも関わっていることがあります。大腿筋膜張筋のトリガーポイントについては１１７ページをご参照ください。

▽筋膜

伸展タイプは、骨盤の仙骨部の筋膜の動きが、下方（足の方向）に悪くなっています。そこで、仙骨部の筋膜を足の方向に優しく引っ張るように動かして、緩むのを待ちます。

▽皮膚

伸展タイプは、腰部の皮膚の動きが、背骨の中心から外側に向かって悪くなっています。

そこで、皮膚を内側（背骨の中心）から外側に向かって、引き離すように誘導する必要があります。

伸展タイプの症例1――急性腰痛（ぎっくり腰）：男性　50代　自営業

引越しの時、腰を痛めてしまったという男性が来院したことがあります。その男性は、痛くて曲がった状態で腰を伸ばすことができず、階段の上り下りができないという症状でした。

腰が伸ばせない、腰を反らすことで痛みがあるのは典型的な伸展タイプです。

引越しの時などは、腰をかがめて荷造りをしなければいけないので、かがんだ状態で腰が固まってしまい腰が伸ばせなくなる、「伸展タイプの急性腰痛（ぎっくり腰）」になる可能性が高いのです。

かなり痛みがあるようでしたが、痛めてすぐに来て頂いたおかげで、伸展タイプの施術を行った2日後には階段が上れるようになり、腰も大分伸ばせるようになりました。

ひどいぎっくり腰でも、早めに受診してくだされば、慢性になることなく症状は消失します。

痛み止めを飲んで消える痛みならまだしも、痛みが改善されない場合やそのまま痛いのを我慢して様子を見ていたりすると、慢性になり腰が伸びないまま関節や筋肉が固まって治りづらくなります。すると症状が改善するのに時間がかかります。

どんな病気でもそうですが、早期発見、早期治療です。

伸展タイプの症例2――脊柱管狭窄症：女性　60代　主婦

以前から腰痛があり、3ヶ月位前から特に痛くなって、1ヶ月前に病院のMRI検査で腰部脊柱管狭窄症と診断されたという、60代の女性が来院されたことがあります。その女性は、病院では鎮痛剤とコルセットで治療していましたが、日常的に腰の痛みはあり、立っていたり腰を伸ばしたりすると痛みが強くなる状態でした。

立っていたり、腰を伸ばしたりする際に痛みがあるというのは、典型的な伸展タイプです。

施術後、半月位で痛みが和らいで、1ヶ月が経過した頃には、家事や立っているときの痛みが気にならない日が出てきました。2ヶ月程で症状は消失しましたが、多少、骨盤、腰椎の関節の硬さが残っていたので、その後は週に1度の間隔で1ヶ月程通院してもらいました。そして最終的には、何をやっても痛みが出なくなりました。

MRI検査をすれば、この年代でも狭窄症と診断されます。

狭窄症は、症状的には、歩行により症状が出現してしゃがむと軽減することから、私が分類する腰痛タイプの伸展タイプに当てはまります。

狭窄症と病名がつかない方でも同じような症状の患者さんは多く、伸展タイプの施術でほとんどの方の症状が改善され、歩けるようになります。高齢の方でもです。

しかし、慢性にしてしまうと治りにくくなるので、狭窄症と診断されたら早めに施術を受け、自己療法を行ってください。

椎間板ヘルニアの項のガイドラインにもあるように、検査でヘルニアや狭窄症などが見つかりますが、症状との因果関係はないとされています。

ふくらはぎさすり（皮膚）

ふくらはぎの皮膚を弛めると、腰が反り易くなります。

【方法】

ふくらはぎの皮膚を、下から上方向に優しくさすります。
両側同時に行いますが、さする体勢がきつい方は、片方ずつでも構いません。

【回数】

１セット 50 回。１日２、３回

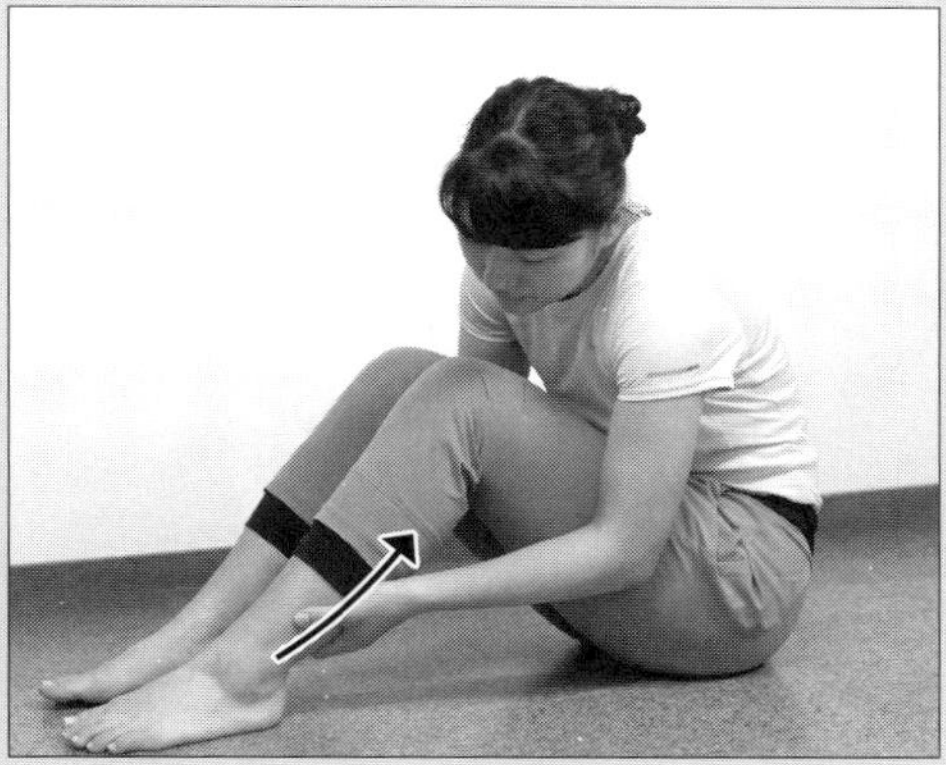

伸展タイプの自己療法

腰部の皮膚を緩める（皮膚）

外側に腰の皮膚を弛めると、腰が反り易くなります。

【方法】

ウエスト部（腰骨の上）の皮膚を、背骨から離れる方向に優しくさすります。

【回数】

1セットを50回。1日2、3回

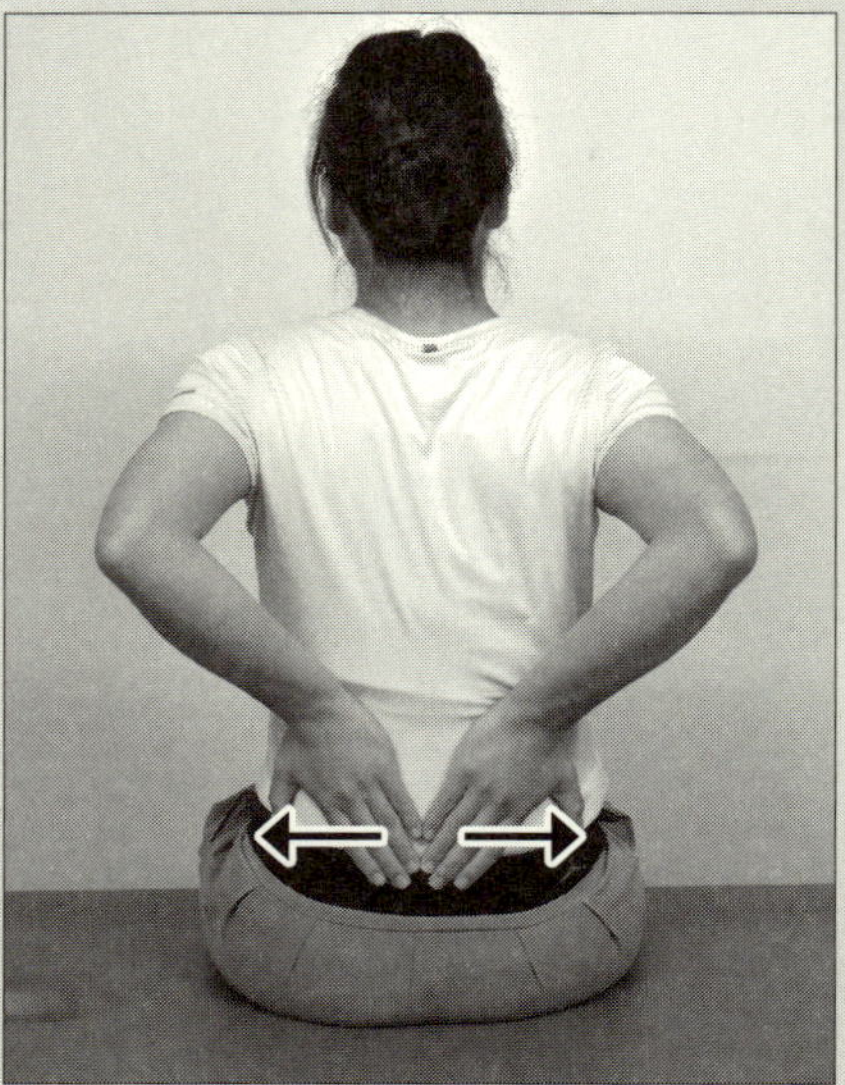

仙骨押し下げ(筋膜)

下方向に仙骨の筋膜を緩めると、腰が反り易くなります。

【方法】

仙骨部の筋膜を下へ引き下げます。

【回数】

1セット1分間。1日2、3回

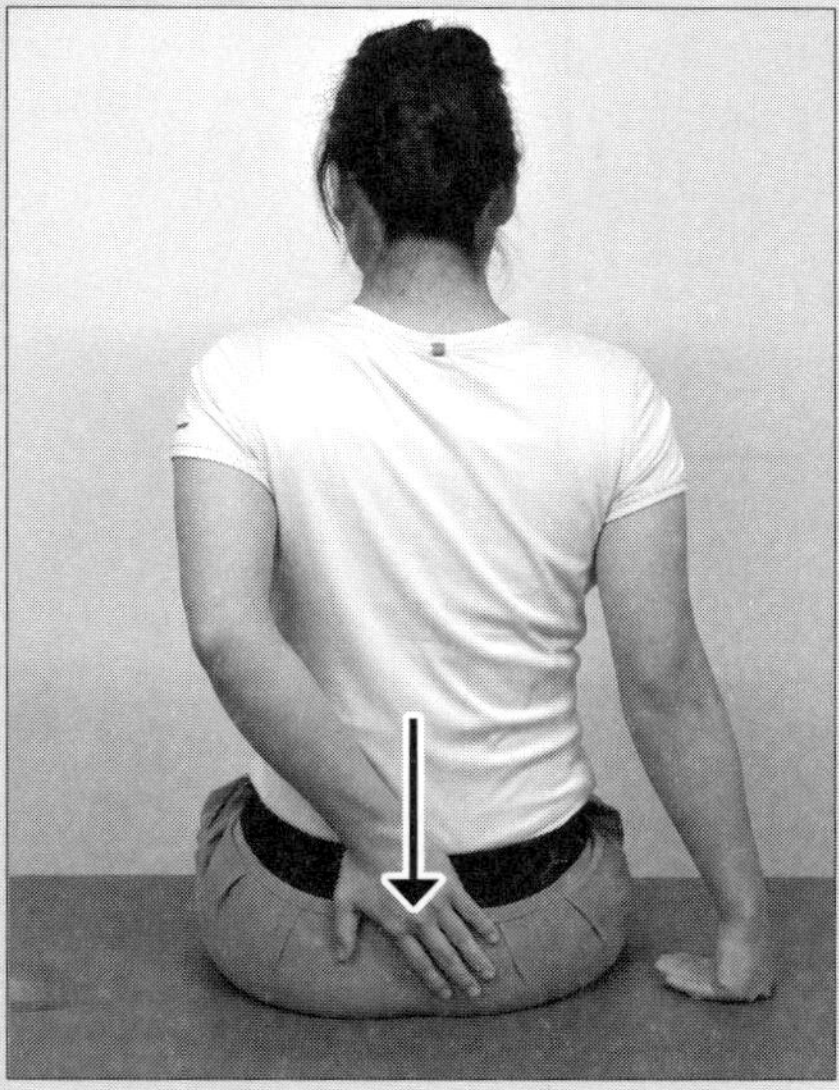

足骨関節の調整（腰椎）

中足骨は腰椎と連動しているので、ここを動かすことで、間接的に腰椎を動かし、腰が反り易くなります。詳しくは124ページをご覧ください。

【方法】

①右足裏の中足骨の手前を、右手の親指で押さえます。

②左手の親指と、人差し指、中指、薬指、小指で、中足骨を摘まむように持ち、足裏方向に押していき、動きが止まったところで止めます。全部の中足骨に対して10秒間ずつ行ないます。左足も手を持ちかえて同様に行います。

〈中足骨〉

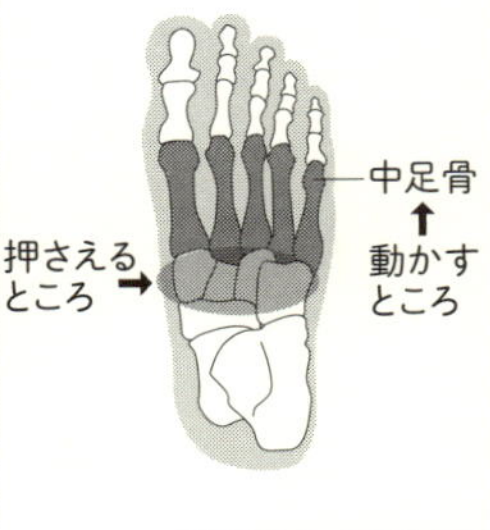

※足裏から見た図

【回数】

10秒×５本１セットを左右。１日２、３回

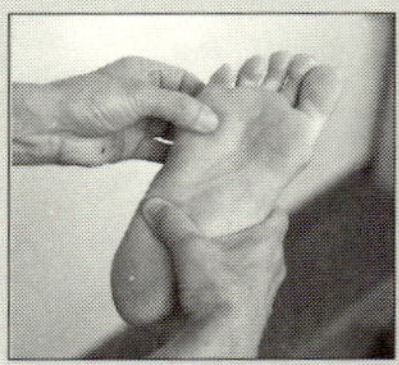

自分で届かない場合は、押してもらいましょう

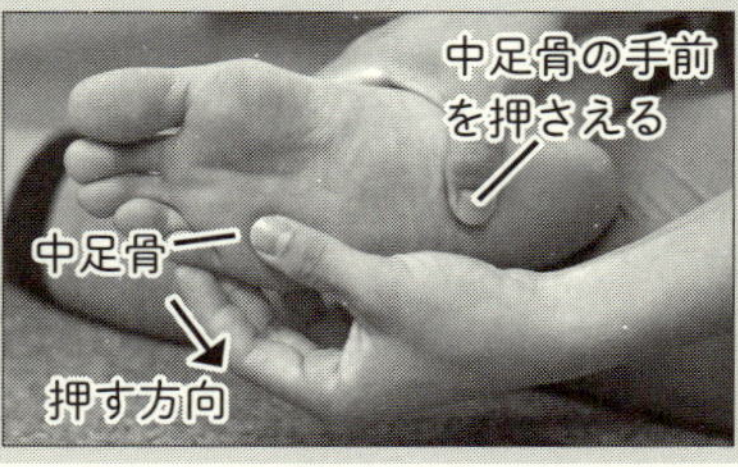

仙腸関節調整

仙腸関節を調整すれば、腰が反り易くなります。腰の問題だけでなく、股関節・膝関節にも効果があります。

【方法】
骨盤の腸骨後方を、親指で後方から前方に10秒位押します。

【回数】
1回10秒間、片側続けて3回行う。これを左右で1セット。1日2、3回

〈骨盤の構造〉

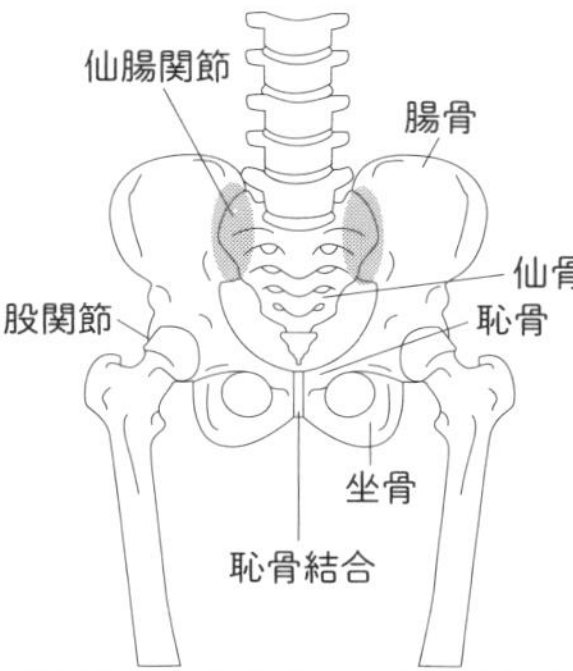

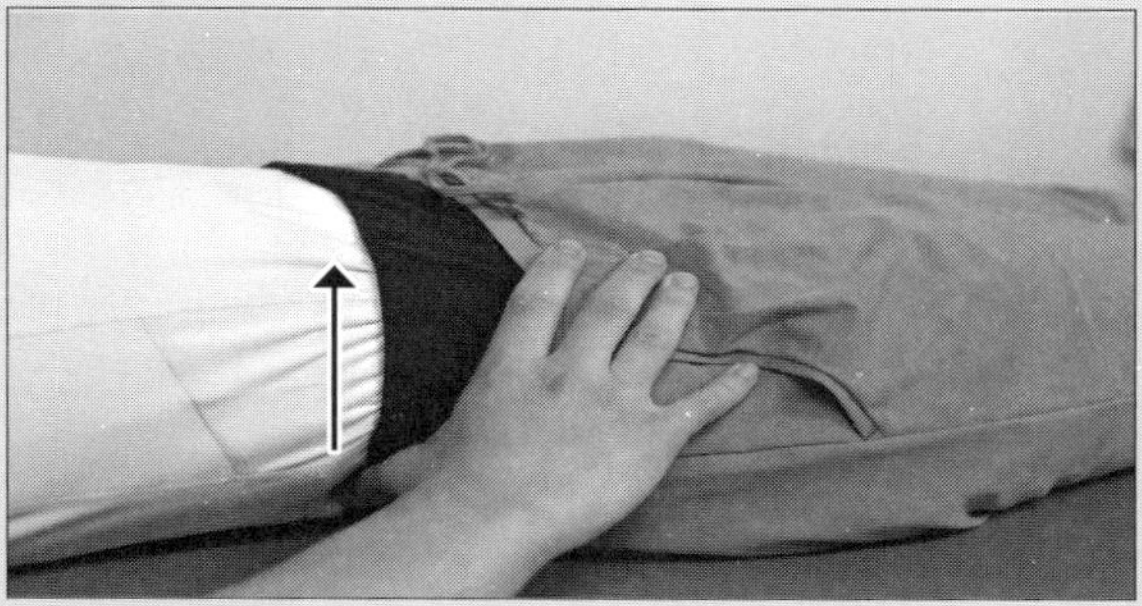

腰タオル(腰椎)

仰向けの状態で腰に丸めたタオルを入れることで、自分の体重を利用して、腰椎の前弯カーブと椎間板を元の位置に戻します。

【方法】

30×80 センチのタオルを巻いて使用します。
タオルの巻き方は、痛み具合に応じて３タイプあります。

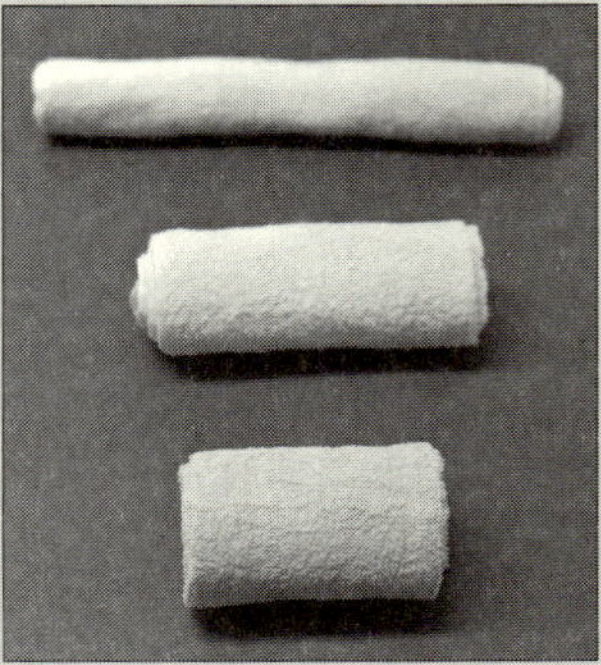

上から、

・そのまま巻いたもの
・二つ折りにしてから巻いたもの
・三つ折りにしてから巻いたもの

になります。

腰を反るのがかなり辛い方はタオルをそのまま巻いたもの、ちょっとだけ反れる方はタオルを縦に二つ折りにしてから巻いたもの、少し反れる方はタオルを縦に三つ折りにして巻いたものをご使用ください。
巻いたタオルは輪ゴムか紐で止めます。

①仰向けになって両膝を立て、巻いたタオルを腰（ウエスト部分）に入れます。

②この状態で膝を左右に20回倒します。最後に膝を立てたまま１分間静止します。

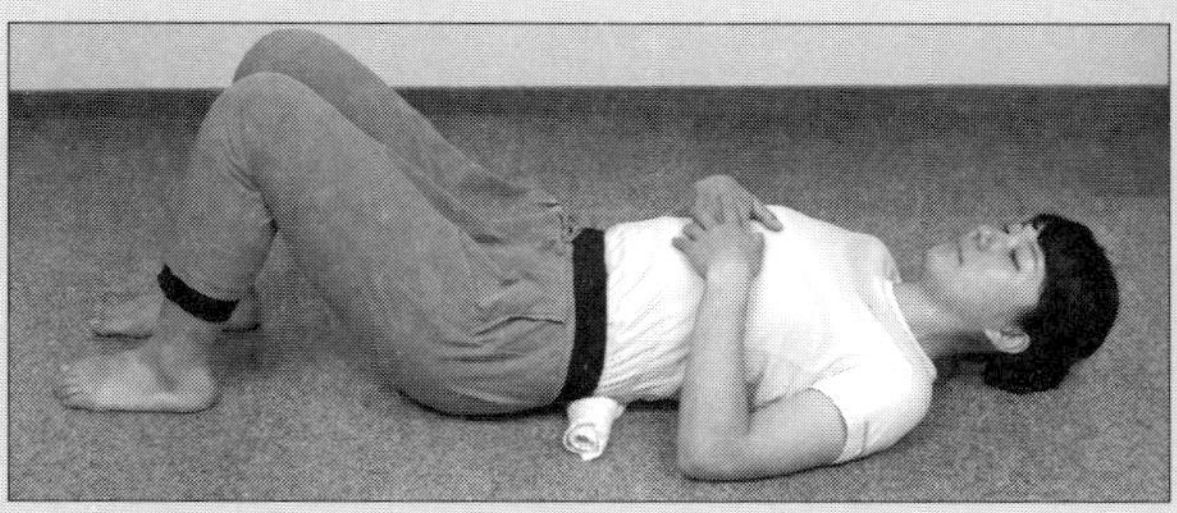

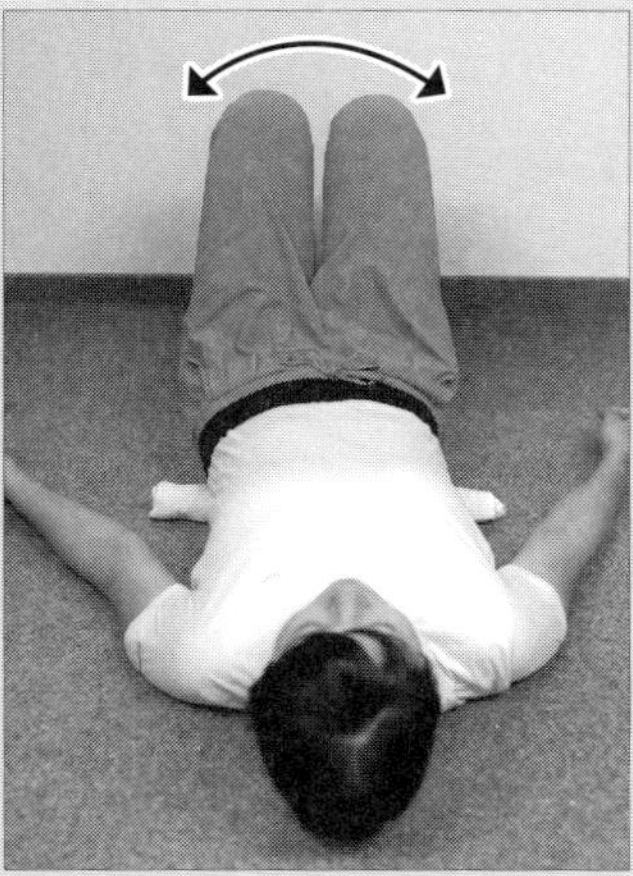

※仰向けで膝を立てると腰が痛い方は、やらないでください。

【回数】

１セット１分間。１日２、３回

腰反らし（腰椎）

うつ伏せで、骨盤を床につけ、腕の高さを調節することで腰椎の前弯カーブと椎間板を元の位置に戻します。

【方法】

①腰が伸ばせない方は、うつ伏せの状態で１分間維持してください（うつ伏せになれる方は②から行ってください)。顔は楽な位置（姿勢）で行ってください。

②左の写真のように胸の下で肘を組み、痛みが出る所まで腰を反っていき、痛みが出た所で止まります。
痛みが出た角度からからだを少しだけ戻し、痛みが消えた角度で１分間維持します。痛みが出ている角度のままでやらないよう注意してください。

③最終的には、肘を 90 度曲げた状態で痛みが出なくなればＯＫです。
１分経たない内に痛みが出る場合は腰を反らし過ぎているので、角度を少し下げて行ってください。

【回数】

最初は各１分位から始め、慣れてきたら１分ずつ増やす（１日２、３回)。
予防でやる方は最初から３分で構いません。時間がない時は１分でもいいのでやってください。

①

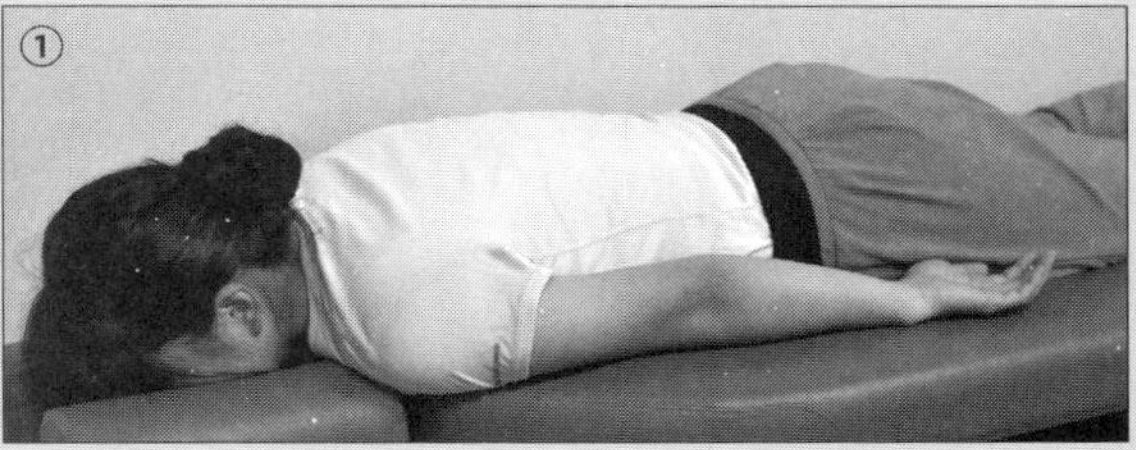

②

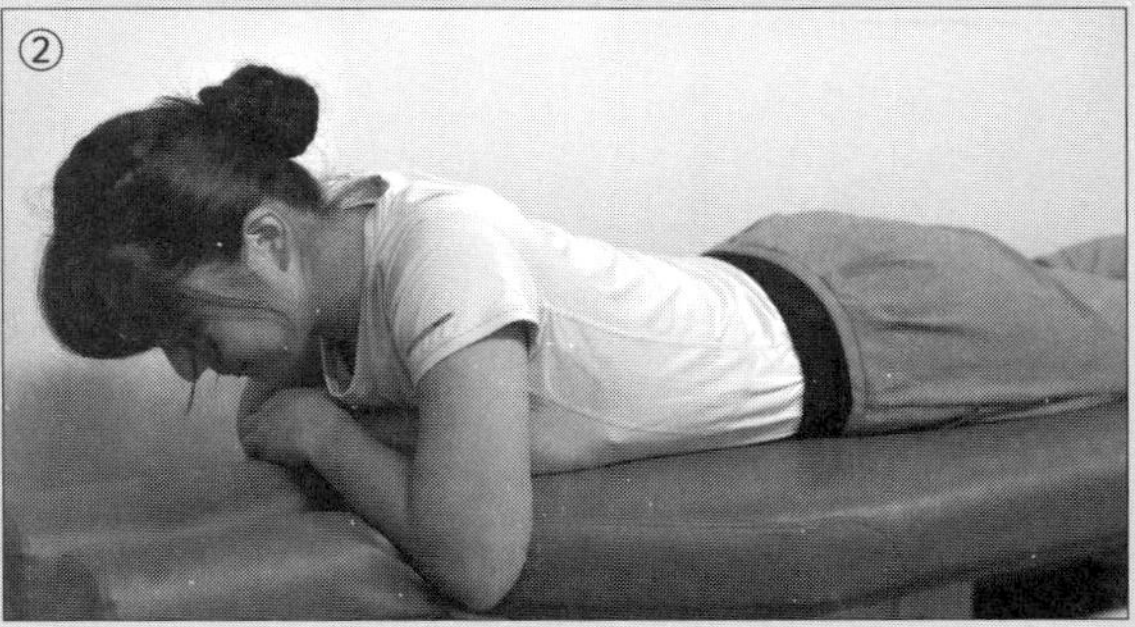

③

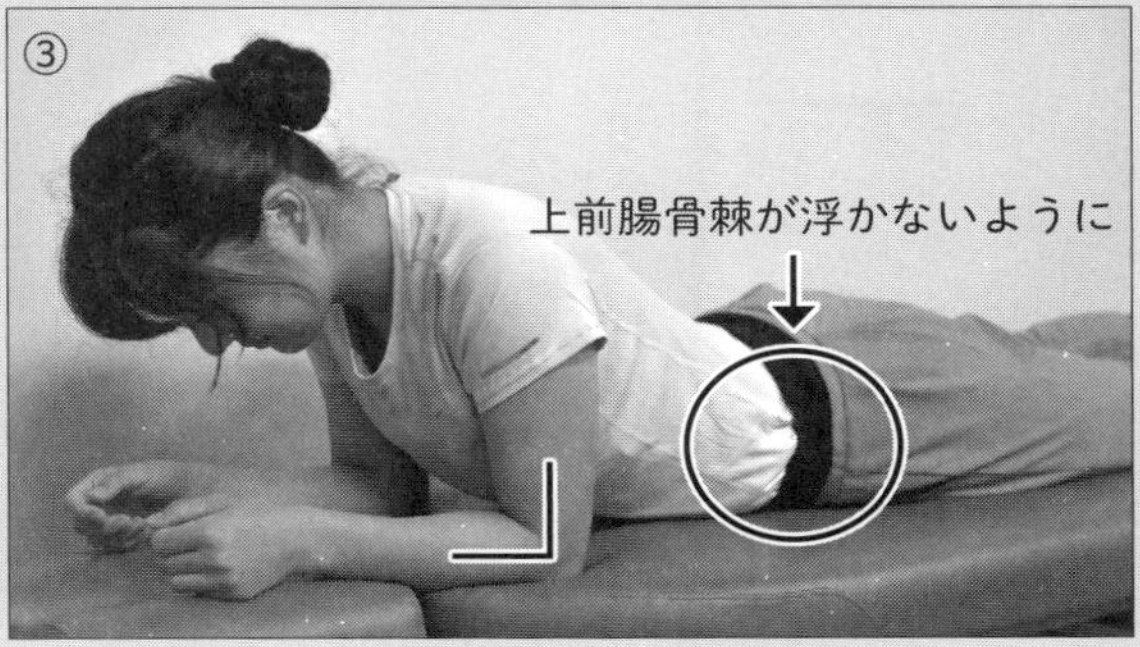

骨盤バンド療法（仙腸関節）

【方法】

仙腸関節面に圧を加えるために、仙腸関節上にバンドを巻いて横向きで寝ます。股関節を 90 度以上曲げ膝も軽く曲げます。腰椎も丸く曲げた状態で、肩を腰の方向へ押します。

【回数】

10 回、1 セット。1 日 2、3 回

〈仙腸関節と腸骨の位置〉

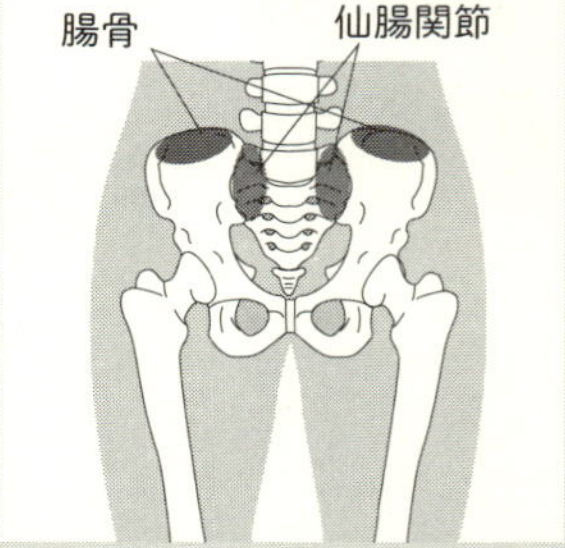

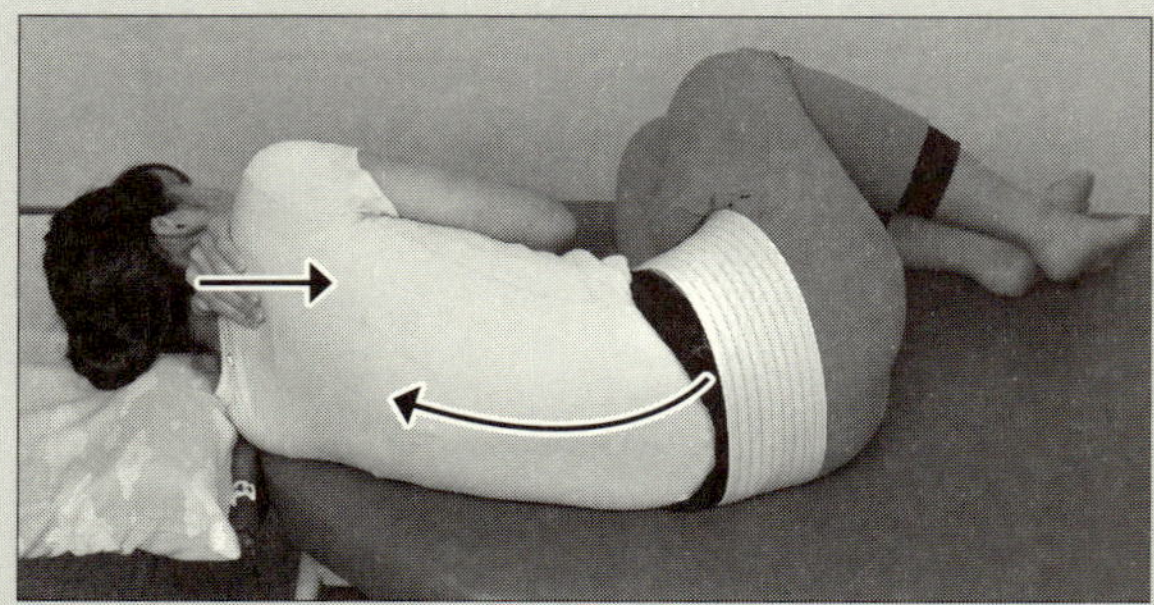

起立筋のトリガーポイント療法

コロコロ（85ページ参照）でトリガーポイントを弛めます。

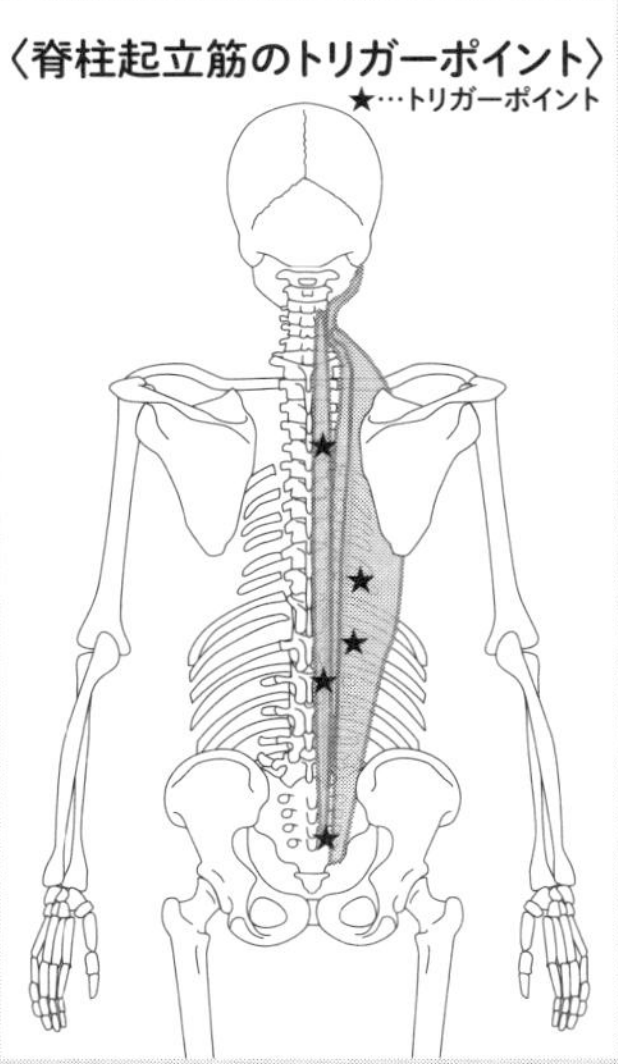

【方法】
背骨のすぐ脇と、それより少し外側をコロコロします。

【回数】
１箇所を30往復位で１セット。これを２、３セット。１日２、３回

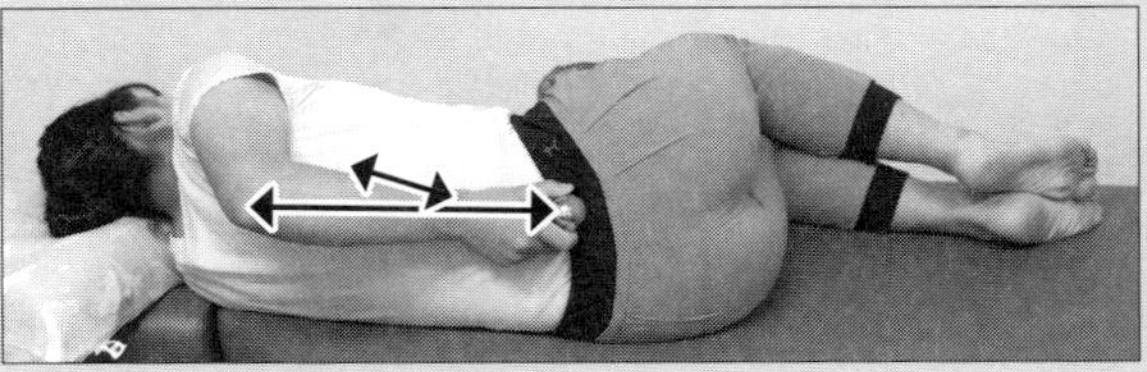

③複合タイプ

複合タイプは、屈曲・伸展タイプの両方の症状を持っているので、お辞儀をすると痛みが出ますが、腰を反っても痛みが出ます。重症の方は、ほとんど反ることもお辞儀をすることもできません。

複合タイプでも、軽症の方なら真っ直ぐに立つことができます。また、屈曲タイプが強い方も真っ直ぐ立てます。伸展タイプが強い方は、真っ直ぐ腰を伸ばして立つことができません。

▽骨盤の仙腸関節の屈曲と伸展への動きの悪さ(ロック)

複合タイプは、屈曲タイプと伸展タイプの複合です。屈曲か伸展のタイプから始まって慢性になっている方と、ひどいぎっくり腰などの急性腰痛の方が、このタイプです。

このタイプはかなり重症です。立っていることも座っていることも苦痛で、横になる時や起きあがる時、寝返りや咳やくしゃみをする時にも激痛が走ります。急性腰痛のひどいタイプか慢性腰痛タイプは、痛み以外にも坐骨神経痛を伴うこともあります。

複合タイプは、屈曲タイプと伸展タイプの両方のロックがあり、屈曲、伸展両方の動きの悪さがありますので、屈曲タイプと伸展タイプの両方の項目（114ページ、129ページ）を参考にしてください。

良くなってくると屈曲か伸展の大元のタイプが残りますので、屈曲か伸展のタイプになったら、そのどちらかのタイプが改善すれば完治です。

このタイプの方は、ご自身で色々試してみて、1番楽な格好で寝てください。どの格好も楽ではないかもしれません。同じ寝方で辛くなったら他の寝方に変えるなど、工夫してください。

特に動き始めに症状が強くなるので自分のペースでゆっくり動くことが最善です。

▽背骨（腰椎）の屈曲と伸展への動きの悪さ（ロック）

複合タイプは、屈曲タイプと伸展タイプの両方のロックがあり、屈曲、伸展両方の動きの悪さがあります。そのため、屈曲タイプと伸展タイプの両方の項目（115ページ、130ページ）を参考にしてください。

▽筋膜

複合タイプは、仙骨部の筋膜が上方（頭の方向）と下方（足の方向）の、両方に動きが悪くなっています。そこで、仙骨部の筋膜を、頭の方向と足の方向に優しく引っ張るように動かして、緩むのを待ちます。

▽皮膚

複合タイプの皮膚は外側、内側のどちらにも動きが悪くなっています。

そこで、皮膚を外側から内側（背骨に向かって）に引き合わせるように誘導することと、内側（背骨の中心）から外側に向かって引き離すように誘導することを行う必要があります。

複合タイプの症例１——椎間板ヘルニア：男性 50代 会社員

10日前に子どもに飛びかかられて腰痛になり、病院でレントゲンとＭＲＩ検査を行った結果、椎間板ヘルニアと診断された、という男性が来院したことがあります。

その男性は、左臀部から左膝にかけての痛みがあり、左ももに感覚がない状態でした。股関節付近の激痛で座ることも立っていることも辛く、杖をついてやっと歩けるくらいで、仰向けで左足を伸ばすこともできない状態でした。

座って腰を曲げるときと、立って腰を伸ばす際に痛みがあるということは、典型的な複合タイプです。

痛みも含め感覚がないというのは重症な複合タイプなので、最初の３回位は詰めて来て頂き、複合タイプの施術を行ったところ、仰向けで足が伸ばせるようになり、杖をつかずに歩けるまで回復しました。

その後は１週間位の間隔で来院して頂いたところ、臀部から膝にかけての痛みが消え、ももの感覚も回復してきました。最後は２週間に１回のペースで通って頂き、３ヶ月で全ての症状は改善されました。

ところでこの患者さんの場合、子どもに飛びかかられる前までは全く痛みはなかったにもかかわらず、検査で椎間板ヘルニアと診断されました。

子どもが飛びかかってきたときに、椎間板ヘルニアができたのでしょうか。それとも元々椎間板ヘルニアはあったけれども、痛みを感じていなかっただけなのでしょうか。

しかし、急性腰痛でしたら今回のような原因はよくありますが、椎間板ヘルニアもこのようなことが原因で起こるのかは疑問です。

子どもに飛びかかられた位で椎間板ヘルニアになるのなら、ラグビーやアメフトのタックル、お相撲さんの立会いのぶちかましはもっとすごい衝撃ですので、悲惨なことになっていそうなものですが、その度に急性腰痛にはなっていません。

第1章で椎間板ヘルニアが腰痛の原因ではないと立証されたように、この方も病院で行ったレントゲンやCT、MRIでは椎間板ヘルニアと診断されましたが、実際は①の屈曲タイプと②の伸展タイプが合わさった③の複合タイプでした。

複合タイプとして施術を続け、腰痛に伴う痛みや麻痺、歩行困難などの症状は消失したことからも、原因は椎間板ヘルニアではなく複合タイプにあったと考えられます。

複合タイプの症例２――分離すべり症：女性　40代　主婦・事務

腰が前年の暮れから痛み出し、翌年の春頃から痛む回数が増え、夏から更にひどくなったため病院で検査をした、という女性が来院されたことがあります。この女性は、病院では分離すべり症と診断されたそうです。

保育士をしていた20年前に経験したぎっくり腰よりも痛みが強く、薬を飲んでも良くならないので来院されました。

この女性は、右腰から膝にかけてぬけるような痛みがあり、座っていても寝ていても痛く、立っていることが一番辛いという状態でした。立つことも歩くことも15分が限界で、家事も休み休みなんとかこなしていました。

座っている状態でも立っている状態でも痛みがあるのは、典型的な複合タイプです。

数ヶ月、週１回位のペースで施術を繰り返し、症状は月を追うごとに改善に向かいました。現在は、お仕事をされているので、予防を兼ねて月に１、２回のペースで来院されています。

複合タイプの自己療法

複合タイプの方は、屈曲タイプ（121ページ）と伸展タイプ（137ページ）の自己療法を行ってください。

複合タイプの症状が改善され、屈曲タイプまたは伸展タイプの片方の症状になった場合は、その残ったタイプの自己療法だけを行ってください。

④傾斜タイプ

傾斜タイプは、屈曲タイプ、伸展タイプ、複合タイプのいずれか、もしくはいくつかにまたがって属しており、そのタイプがかなり重症化している状態です。

屈曲タイプであれば、お辞儀をすると痛みが出ます。重症の方はほとんどお辞儀をすることができません。また、伸展タイプであれば、反ると痛みが出ます。重症の方は腰を真っ直ぐ伸ばすことも、反ることもできません。

傾斜タイプは、立った状態で左右どちらかに骨盤が傾いているため、ウエストラインの左右の高さが異なります。それに伴い腰椎部分も曲がり〝くの字〟のようにからだが傾いています。鏡で見るとおヘソが真ん中にありません。

▽骨盤の仙腸関節の動きの悪さ（ロック）

傾斜タイプは、その他のタイプよりもさらに骨盤が歪み、骨盤が傾き背骨も一緒に傾くために、後ろから見ると〝く〟の字になっているタイプです。ほとんどの方は右の骨盤が高く、左の骨盤が低くなっています（左傾斜）が、まれにその逆の方もいます。

症状は極めて重症で、歩くことは勿論、立っていることも座っていることも苦痛で、寝る時や寝返り、起き上がる時、咳やくしゃみをする時は激痛が走ります。痛み以外にも坐骨神経痛を伴うことがあります。

このタイプはまず、骨盤の傾斜を調整して骨盤の左右の高さが揃わないと、背骨のくの字が真っ直ぐになりません。

〈骨盤の傾斜〉

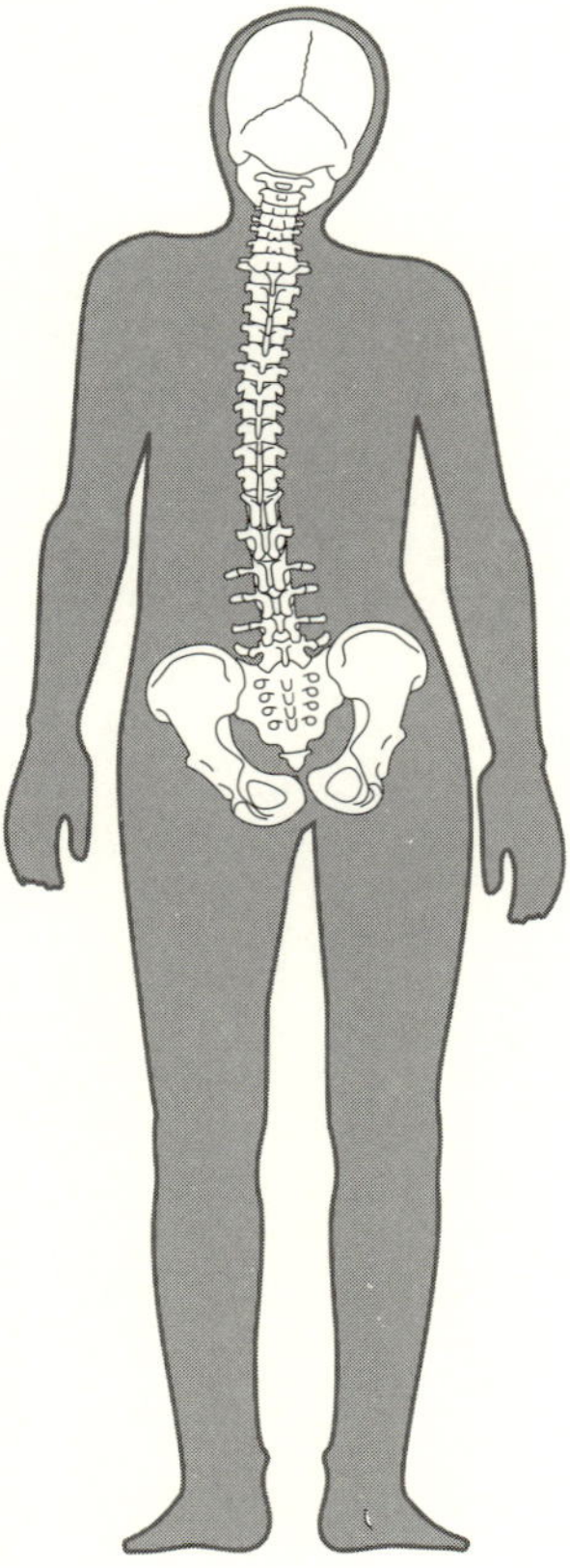

骨盤の傾斜を調整したら、その時残ったタイプが屈曲なのか伸展なのか複合なのかで、その症状に合った施術をします。

このタイプは、複合タイプと同様に、患者さん自身が色々試してみて、１番楽な格好で寝るのが良いでしょう。

▽背骨（腰椎）の動きの悪さ（ロック）

傾斜タイプは、骨盤の傾きの影響が強く、それを補うために腰椎がくの字になりロックしています。

骨盤の傾斜と共に、屈曲タイプか伸展タイプ、または複合タイプのロックがありますので、そちら（１１５ページ、１３０ページ、１４９ページ）も参考にしてください。

▽筋膜

傾斜タイプは、症状によって、仙骨部の筋膜の動きが上方（頭の方向）に悪くなっている場合もあれば、下方（足の方向）に悪くなっている、または両方に悪くなって

いる場合があります。（118ページ、133ページ、150ページを参考にしてください）

▽皮膚

傾斜タイプは、骨盤が上がっている側の外側の皮膚が下（足の方向）に動きにくくなっていて、骨盤の下がっている側の外側の皮膚が上（頭の方向）に動きにくくなっています。

そこで骨盤の傾きを調整するために皮膚を、骨盤の上がっている側を下方向、下がっている側を上方に誘導します。

傾斜タイプの症例1——椎間板ヘルニア：男性　30代　会社員

2年前に腰痛を発症。最近、雪で足が滑ったのを機に症状が悪化して病院に行き、検査では椎間板ヘルニアと診断され、ブロック注射を3回したけれど症状は変わらない、という男性が来院されたことがあります。

ブロック注射とは神経の根元に直接鎮痛剤を注射するもので、病院でする治療の最終兵器。これが効かないと、あとは手術しかないと言われます。

その男性は、車の運転や立っていることが辛く、腰を曲げたり、反らしたりすると痛みが強くなり、骨盤は右が上がって左が下がり、背骨もそれをかばって〝くの字〟に曲がった状態でした。まさに、**骨盤が傾き背骨が曲がった、典型的な傾斜タイプです。**

慢性の腰痛をお持ちの方で、それをかばいながら日常を送っていて腰を痛めるケースは非常に多く、痛めた回数が増すごとに、症状は重篤になっていきます。

しかし、このケースのようにブロック注射が効かない腰痛でも、そのタイプに合わせた施術を行えば、椎間板ヘルニアと言われた腰痛症状は消失します。

この方も、傾斜タイプとして施術を行いました。２回目に来院された時は、骨盤の傾斜が無くなっていて、劇的に痛みは改善されて大分動けるようになり、３回目には腰の痛みは消えて仕事にも全く支障がなくなりました。

こんなに早く痛みがなくなるなんて、こちらも予想外の展開でした。しかしそれは、傾斜タイプが原因だったからです。

傾斜タイプの症例2――椎間板ヘルニア、坐骨神経痛：女性　50代　主婦・事務

この女性は、長時間座っていた日の翌日、左腰から臀部、太もも、ふくらはぎ、足先に至るまでの激しい痛みと痺れに見舞われ、ご主人に運転してもらい、やっとの思いで総合病院の整形外科を受診したそうです。

病院側に、ＭＲＩ検査をするために仰向けで寝るようにと指示されたものの、あまりの痛みで両脚を伸ばして仰向けに寝ることができず、検査を断念しました。

その時、「ＭＲＩ検査ができないので、脚が伸ばせるようになったらまた来てください」と言われ、鎮痛剤を処方されたものの、服用しても痛みが治らず困っている、ということで来院されました。

その女性は、腰を伸ばして立つことができず、歩く時は御主人の肩に捕まりやっとの思いで施術台まで来てもらう、という様子でした。また、座ることも寝ることも難しく、ジッとしていても激痛と痺れがある状態でした。

骨盤の傾斜があり、全ての姿勢ができません。傾斜タイプの重症なケースです。

左の腰を浮かしていないと座っていられない状態で、横になることもできません。

仕方がないので10秒だけ我慢して左のお尻をつけてもらい、腰椎の調整を行いました。10秒やって左腰を浮かして休憩の繰り返しを数回行い、多少腰椎の動きが出て来た感じがしたので当日の施術は終了。その週はあまり間隔を空けずに数回通院してもらいました。

最初はこの調整だけしかできませんでしたが、1週間位すると横向きで寝られるようになったので、横になった状態で骨盤、腰椎、臀筋群の調整もできるようになりました。2週間位で左のお尻をつけて座れるようになり、1ヶ月位で何とか立って家事が少しできるようになりました。

この頃には、脚を伸ばして仰向けでも寝られるようになったので、「一度ＭＲＩを撮って来ます」ということで最初に行った病院で検査をしたところ、正真正銘の椎間板ヘルニア。椎間板の中にある髄核が飛び出して神経に当たっているのが写っていたそうです。そしてまた2ヶ月後に来るように言われました。

その後、うつ伏せで寝られるようになったので、全ての施術ができるようになり、発症から3ヶ月後には多少ふくらはぎのツレは残るものの、ほぼ完全復活。家事もお仕事もできるようになりました。

そして2度目のMRI再検査。診断では、飛び出た椎間板は分離して小さくなって吸収され、治癒に向かっていますと言われたそうです。

これが本当の椎間板ヘルニアです。私が思うに、椎間板ヘルニアと診断された人が100人いたとすると、そのうちの1、2人がこのタイプで、手術も場合によってはしたほうがいいケースです。

なぜ、「場合によって」かというと、今回のケースのように、手術なしでも完治することがあるからです。

一般的に、画像診断で椎間板ヘルニアと病名がつけられて、このレベルの症状や痛み、痺れが出ていても、手術をせずに治すことはできるのです。

このケースでは、椎間板の髄核が次第に消滅していきましたが、私の所で施術を受けた人のほとんどは、最初に訪れた病院の画像診断で椎間板ヘルニアと病名がつけられて施術をして痛みがなくなった場合でも、画像診断の再検査をすると椎間板ヘルニアは写っています。

また、来院された患者さんで、数年前に椎間板ヘルニアと診断され、その時は1度腰痛が良くなったものの、再発して病院で検査したところ、同じ所にそのまま椎間板ヘルニアが写っていた、という方は大勢います。

ヘルニアが腰痛の原因なら、何年も前からずっと椎間板ヘルニアを持ち続けていたにもかかわらず、再発するまで痛みを出さない、なんてことは変ですよね。

このケースのように、良くなればヘルニアは小さくなって消滅していくはずです。だから、椎間板ヘルニアで手術をしたにもかかわらず、症状が消えなかったり、悪化したり、再発するのは、写っていた椎間板ヘルニアが原因ではないからです。

本当の腰痛の原因を見つけ出し解消しない限り、腰痛は治らないのです。

傾斜タイプの自己療法

傾斜タイプの方は、最初に傾斜タイプの調整をしてから、自分に当てはまる残ったタイプの自己療法を行います。

例えば、傾斜タイプの症状が改善後、再度自己診断を行い、複合タイプだった場合は、複合タイプの自己療法を行います。複合タイプの自己療法を続けていくと屈曲か伸展の症状のどちらかが残るので、さらに最後に残ったタイプの自己療法を行ってください。

傾き解消法1・腰さすり（皮膚）

骨盤の傾きに連動して、皮膚の動きが悪くなっています。高い側の骨盤の外側の皮膚が下方に動きが悪くなっていて、低い側の骨盤の外側の皮膚が上方に動きが悪くなっています。そこで、皮膚の緊張を緩めることで骨盤の傾きを改善します。

【方法】

骨盤の左が下がり、右が上がっている左傾斜の場合は、右腰の外側の皮膚を上から下に、左腰の外側の皮膚を下から上に手の平で優しくさすります（右傾斜の方は反対の動きを行ってください）。

写真は立った状態ですが、座った状態で行っても構いません。

この調整する姿勢が困難な方は、身内の方やお知り合いに頼んで調整してもらってください。

骨盤の傾斜が無くならないと症状の改善は遅延しますし、傾斜が無くなることで日常の動きが少し楽になります。

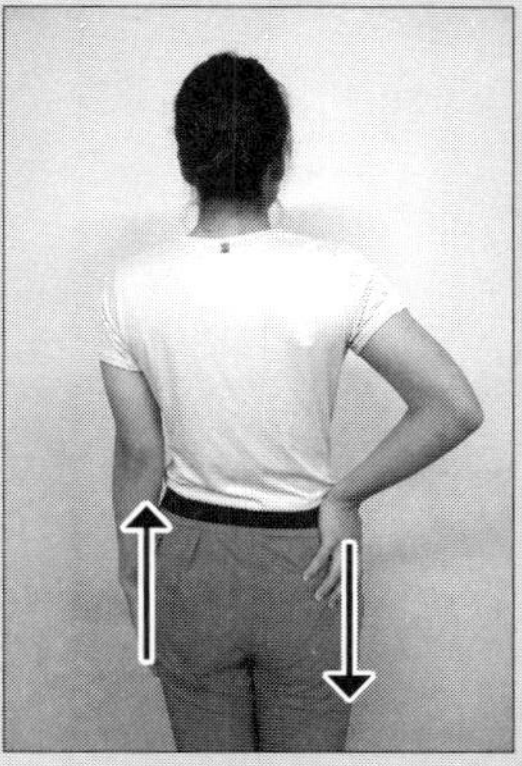

写真は、骨盤の左が下がり右が上がっている左傾斜タイプ

【回数】

１セット50回。１日２、３回

傾き解消法2・足首の調整

足首は仙腸関節と連動しているので、足首の関節を動かすことで間接的に仙腸関節を動かせば、骨盤の傾きが改善されます。

【方法】

調整するのは、骨盤の高い側の足首の内側と、低い側の足首の外側です。
写真は右の骨盤が高く、左が低い場合（左傾斜）です。

①骨盤の右側が高く左側が低い場合、骨盤の高い側の右足首内側（内くるぶしの下）を、左手の人差し指と中指を使って下方に優しく牽引します。

②左足首外側（外くるぶしの下）を、左手の人差し指と中指を使って下方に優しく牽引します。

右傾斜の方は、反対の動きを行ってください。
この調整する姿勢が困難な方は、身内の方やお知り合いに頼んで調整してもらってください。

【回数】

各10秒間、3回。これを1セットで1日2、3回

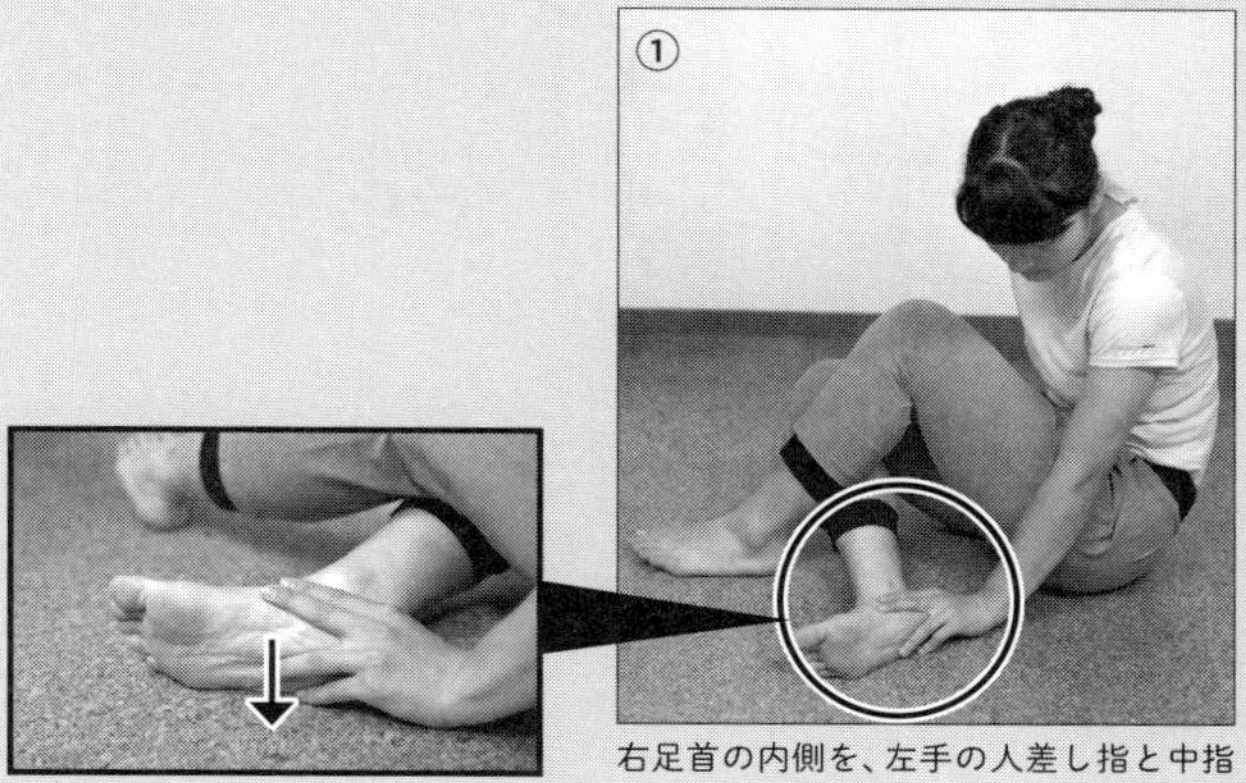

右足首の内側を、左手の人差し指と中指を使って牽引する

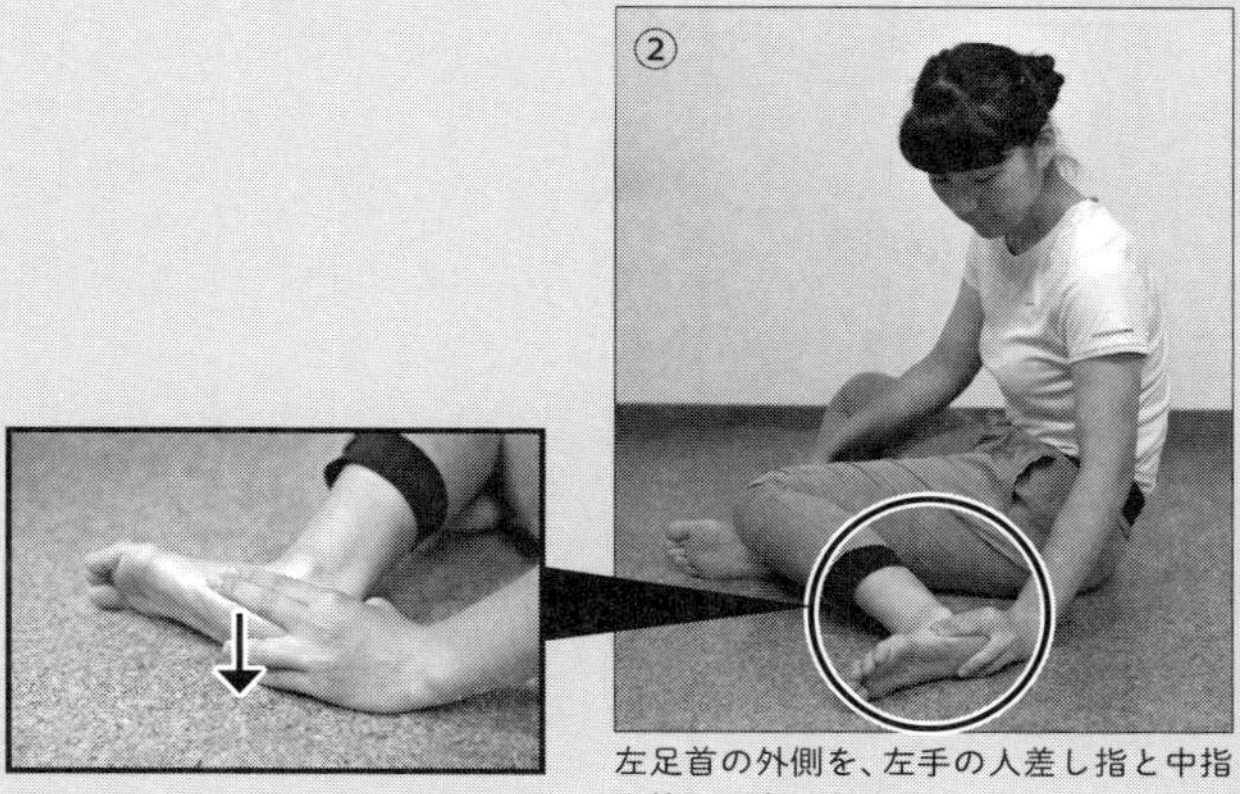

左足首の外側を、左手の人差し指と中指を使って牽引する

第4章 腰痛の予防法

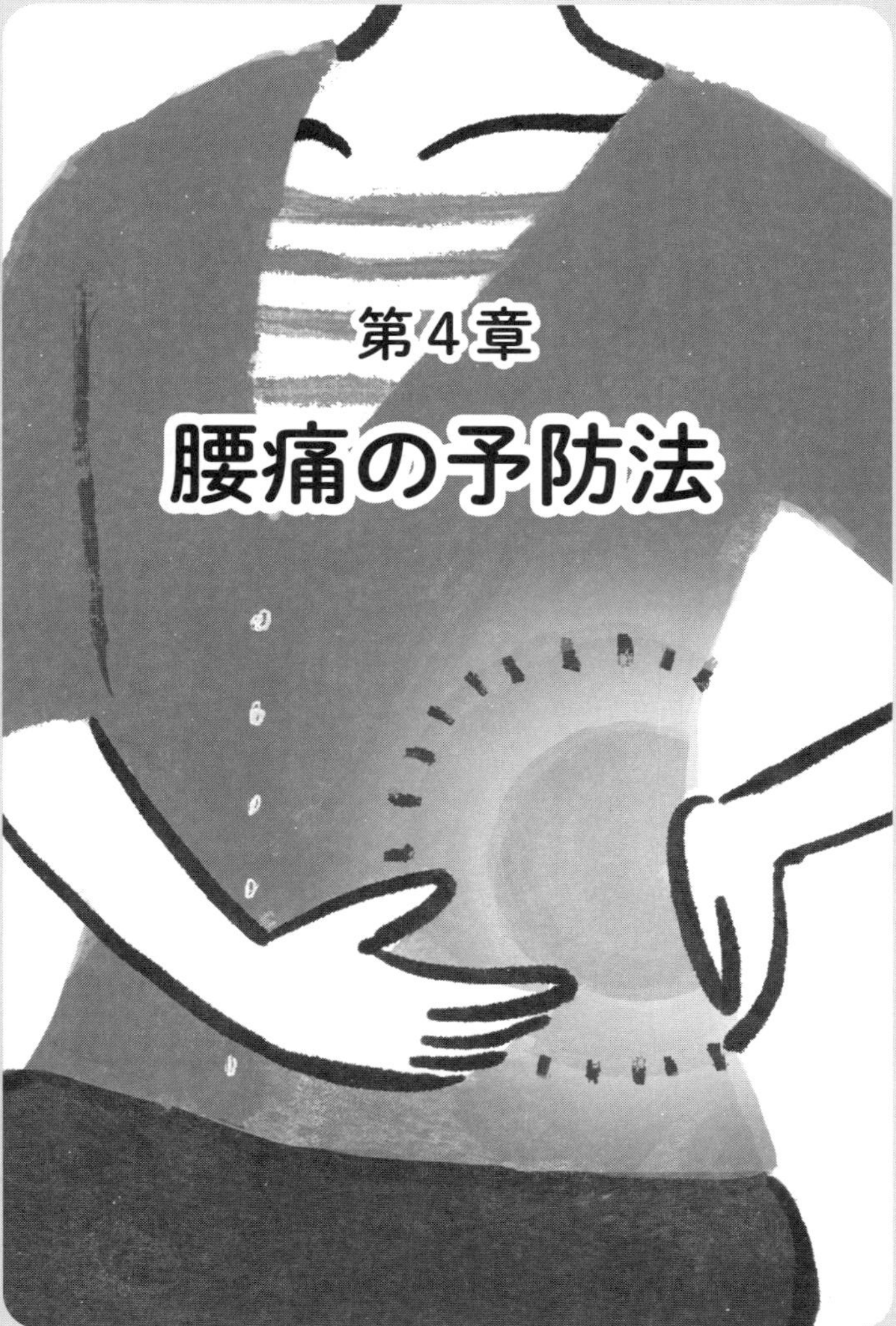

ぎっくり腰(急性腰痛)の予防

「ぎっくり腰はなぜなるのですか」という質問をよく患者さんからされます。

答えは複数あります。

骨盤の仙腸関節のロック、腰椎関節のロック、起立筋や臀筋の緊張によるトリガーポイント、筋膜や皮膚が緊張して硬くなったためによるものなどが個別に起きている場合と、幾つもの原因が重複して痛める場合があります。

ただし、**ぎっくり腰になる前に腰に硬さがなければ、どんなことをしていても腰を痛めることはありません。ぎっくり腰は偶然なるのではなく、なるべくしてなっているのです。**

とは言え、からだが硬くなるのは少しずつなので、患者さん自身は痛みがない限りわかりません。

たまにでも、「腰が重い」、「張る」などの軽い症状を感じている方や、今は腰痛がないけれど以前に痛くなったことがある方、今まで腰痛になったことがない方でも、巻頭の自己診断法をやってみて、腰に張りや硬さ、少しの痛みを感じたならば、タイプ別の自己療法をすることで腰痛予防ができます。

タイプ別自己療法は、草むしりや長時間のドライブ、スポーツ後のケアとしても効果があります。

また、全てではありませんが、**多くの方がぎっくり腰をやった時の共通点は、午前中、しかも朝が多いです。**

なぜ、朝ぎっくり腰になることが多いのでしょうか。それは、大人になると、寝ている時はあまり動かないからです。動かないので、朝起きた時は関節や筋肉が硬直しています。その状態でからだを動かしてしまうと、グキッとなってしまうのです。

特にからだの疲れているところ、負担が掛かっているところは、関節や筋肉が硬直している上に、寝ている時はあまり動かないでいるので、さらに硬くなっています。

朝起きて顔を洗う時や、下にある物を取ろうとした時など、腰を屈めたり伸ばそうとする動きをした時に、ぎっくり腰になる方が多いのです。場合によっては、咳やくしゃみでぎっくり腰になる方もいます。

このような方は、**日常生活のかがみ方に注意することで、ぎっくり腰を予防することができます。**

下の図をご覧ください。

①のように膝を伸ばしたまま屈むと、全ての負担が腰に掛かりますが、②のように膝を曲げることで、腰・股関節・膝関節・足関節に負担が分散するので、腰を痛める確率が少なくなります。

また、屈曲タイプの方は、腰を曲げると痛むので、②の写真のように背中を伸ばしたまま膝を曲げて下の物をとるようにすると、痛みにくいです。

ぎっくり腰になってしまった時は、本書の巻頭の自己診断で腰の状態をチェックして、症状が消えるまで自分のタイプの自己

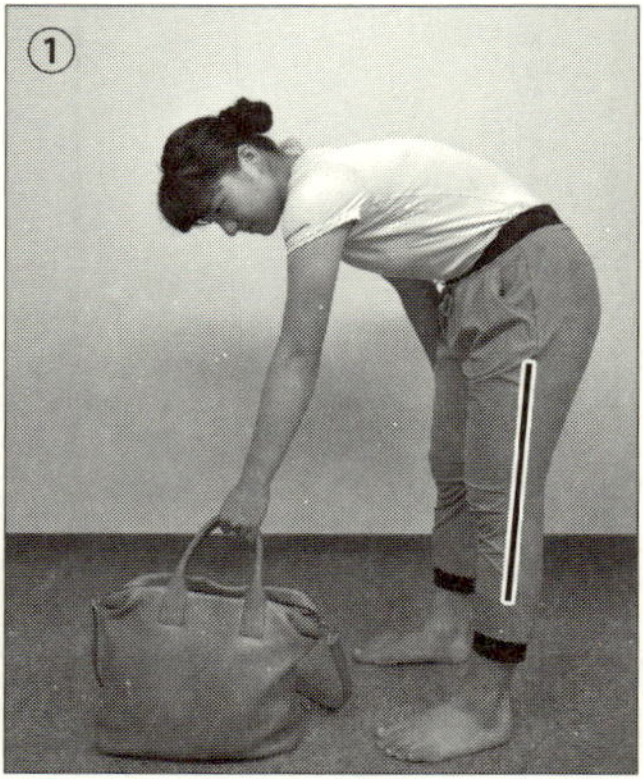

膝を伸ばしたまま物をとる

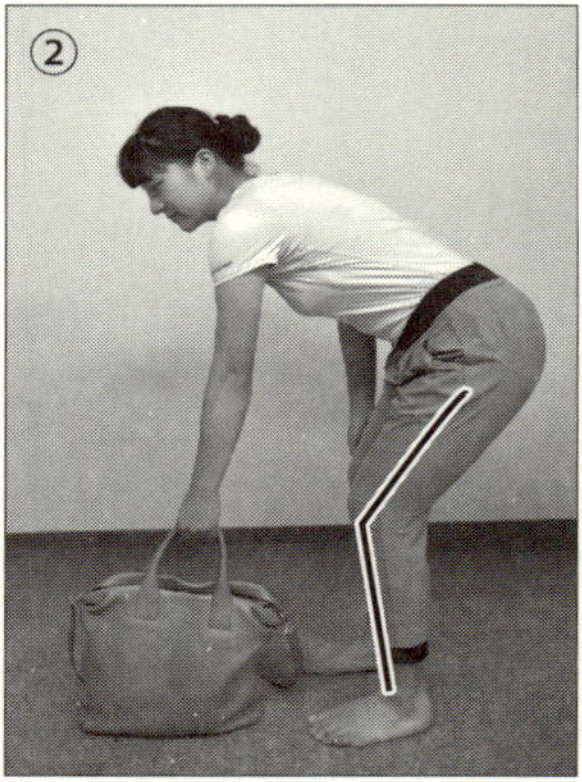

膝を曲げて物をとる

療法をお試しください。これをしておくことで、腰痛を改善できます。

また、安静時、動き始め、咳やくしゃみで痛みがある時は、患部を冷湿布またはアイシングしてください。

▽冷やす？　温める？

腰痛の患者さんに質問される事柄の1つに、「温めた方がいいのか？　冷やした方がいいのか？」というものもあります。

腰痛になって周囲の色んな人から、温めた方がいい、冷やした方がいい、と言われどちらをしていいか迷ったとおっしゃる患者さんが多くいます。


急性腰痛（ぎっくり腰を含む、急に痛くなった場合）は、迷わず冷やしてください。


急性でなくても、咳やくしゃみが腰に響く場合は、冷やします。

なぜかと言うと、腰をかがめた時やかがんで腰を伸ばそうとした時、咳やくしゃみをした時に痛くなった場合というのは、足が捻挫しているのと同様の事態が起きているからです。

足首を捻ったら腫れてしまいますよね。これは、関節の捻挫が起きたり、周囲の筋肉、靭帯が伸びたりすることで炎症が起きているからです。

炎症を起こしたらどうなるでしょう?

足をついたり体重がかかったりすると痛みが増します。このまま歩くと炎症が余計に出て、足も着けない位腫れあがりますよね。

歯が腫れたことがある方は思い出してください。腫れた時は痛くて、腫れた方でものを噛む人はいませんよね。もし、うっかり噛んでしまったら激痛です。だから反対側で噛みます。

骨盤の関節や腰椎の場合、足首や歯のように腫れがわかりやすい場所ではないため、炎症を起こしても気付きにくいのです。

急性で重症の場合は、痛めた瞬間に倒れ込んで動けなくなるので、あまり温める方はいないません。ですが、それ以外の方で、寒い時期だと冷えて痛くなったと錯覚したり、腰痛は温めた方がいいと言われたりして、ホカホカのカイロやお風呂で温めてしまう方がいらっしゃいます。

温めてしまうと大概、次の日の朝はトイレに行けないぐらい症状が悪化してしまいます。

軽めの急性腰痛でも、炎症が少しでもあるタイプは、温めたらどんどん炎症がひどくなりますので、一晩寝たら悪化してしまうのです。

痛めた日より次の日の方が痛みがひどくなった方というのは、話を聞いてみると、冷やさなかったから炎症が出てきた方か、カイロやお風呂で温めてしまった方です。「お風呂に入って温まったら腰の痛みが楽になったような感じがしたので、半身浴みたいにして20~30分温めて寝た」と言う患者さんもいます。楽になったと感じたのは、温まったからではなく、お風呂の浮力で腰の負担が軽減したためです。そして、温めたために寝ている間に炎症がひどくなり、朝起きたら動けなくなるのです。ホカホカのカイロも同様です。

急性腰痛の時は、取り敢えず冷湿布かアイシングをしてください。

特に、寒い日はからだが強張りやすいので、腰をかがめたり伸ばそうとしたりして痛みが出てしまい、それを温めようとする方が多いです。

急性腰痛で炎症が無くても、冷湿布やアイシングで悪化することはありませんが、温めたら炎症がある場合は最悪の結果になります。

お風呂に入れるくらいの痛みなら、普通に入る分には構いませんが、患部だけは入浴後、冷湿布やアイシングをしておいてください。

▽冷湿布、アイシングは効果抜群！

冷湿布やアイシングは、特に原因がない場合でも、急に痛みが出た時には、当日できるだけすぐやると効果抜群です。

冷湿布の場合は、大体4時間おきに貼り替えます。

例をあげれば、朝8時、昼12時、夕方4時、夜の8時、寝る前に貼って朝まで。学校や仕事などできっちり4時間で替えられない時は、前後して構いません。

アイシングは、最初の1回目だけは40分まで冷やせます。その後は1時間空けて10分間冷やすの繰り返しです。

氷をビニール袋や薬局などに売っているアイスパックに入れて、肌に直に当てて冷やします。冷たくて我慢できなくなった場合は皮膚から外して、落ち着いたらまた当てる、を繰り返して10分間です。これを1時間おきに寝るまで繰り返します。

アイスノンや保冷剤でも代用できますが、氷より冷え過ぎてしまうので、これらを使用する際はハンカチやガーゼで巻いてください。氷と同じで、冷たくて我慢できなくなった場合は皮膚から外して、落ち着いたらまた当てるを繰り返して10分間です。これを1時間おきに寝るまで繰り返します。

立つ時に痛くて腰が伸びない、伸ばしにくい場合の立ち方

座っていて立つときに痛くて腰が伸びない、伸ばしにくい場合は、次のように立ちます。

①まず腰をずらして椅子に浅く座ります。

足はイスに近づけ痛くない程度に腰を伸ばします。

②そのままの姿勢で手と足を使って、写真のように腰を伸ばした状態をキープしたまま真っ直ぐ上に立ちます。（③）

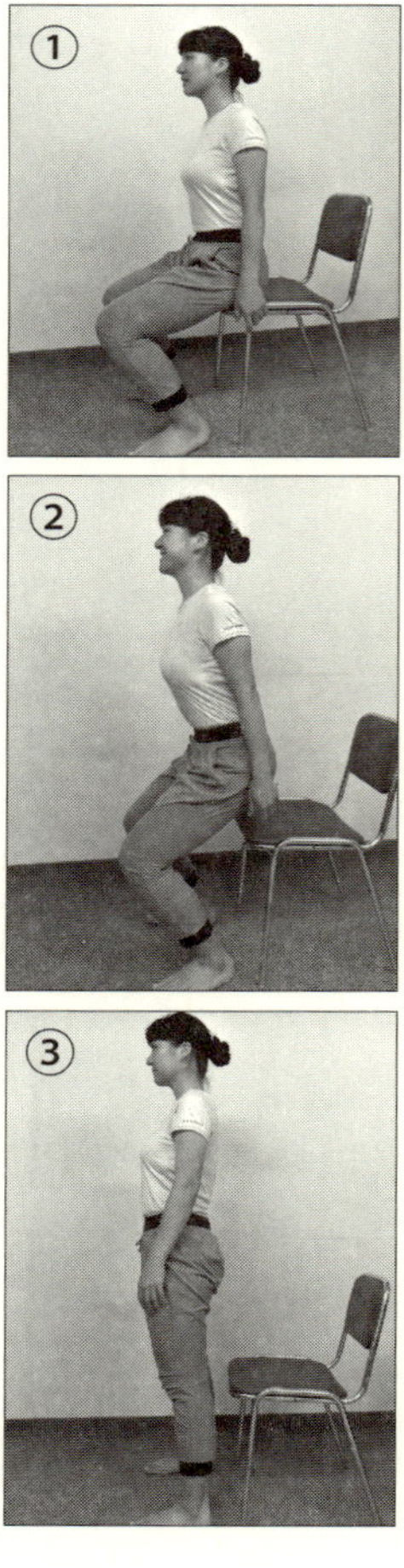

楽に座って、良い姿勢を維持しよう

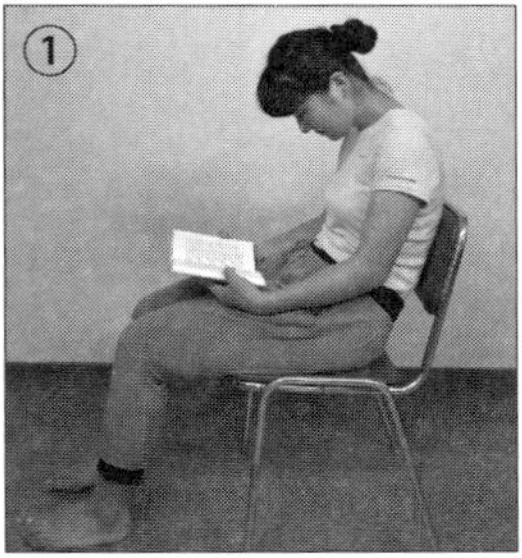

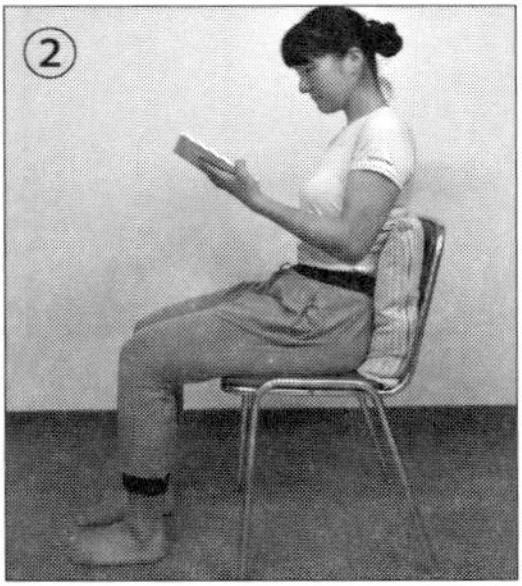

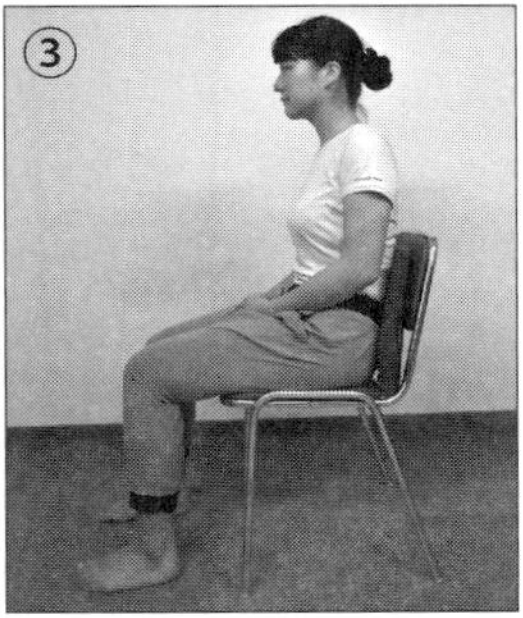

①のような座り方は、背中や腰椎を丸くしてしまいます。

②のようなクッションや、③のバックハガー（背当て）などを腰に当てて、深く座って寄りかかると、腰椎のカーブを保つことができます。長時間のドライブで腰が固まったり、痛くなったりする方にオススメです。

40歳を過ぎると、１時間くらい座っていると腰が硬くなるので、腰痛の方は、１時間に１回はその場でもいいので立って、腰を真っ直ぐ伸ばす習慣をつけましょう。

立ち方・歩き方

意識をして、脊柱起立筋を使いましょう。
ほとんどの人が、意識しないで立つとこんな感じで立っています。（①）

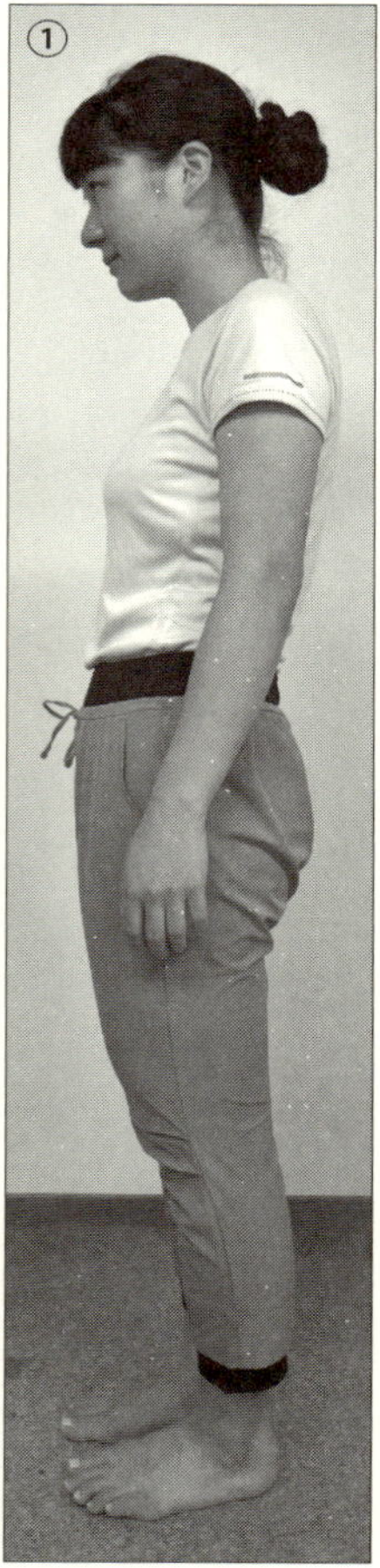

次が正しい立ち方です。（②）
正しい立ち方の場合、耳の穴、肩の中心、股関節、外くるぶしが一直線のライン上にあります。本当はこの姿勢が正しいのですが、一般的には①です。②の姿勢は、モデルさんか女優さん、バレリーナ位しかしていません。

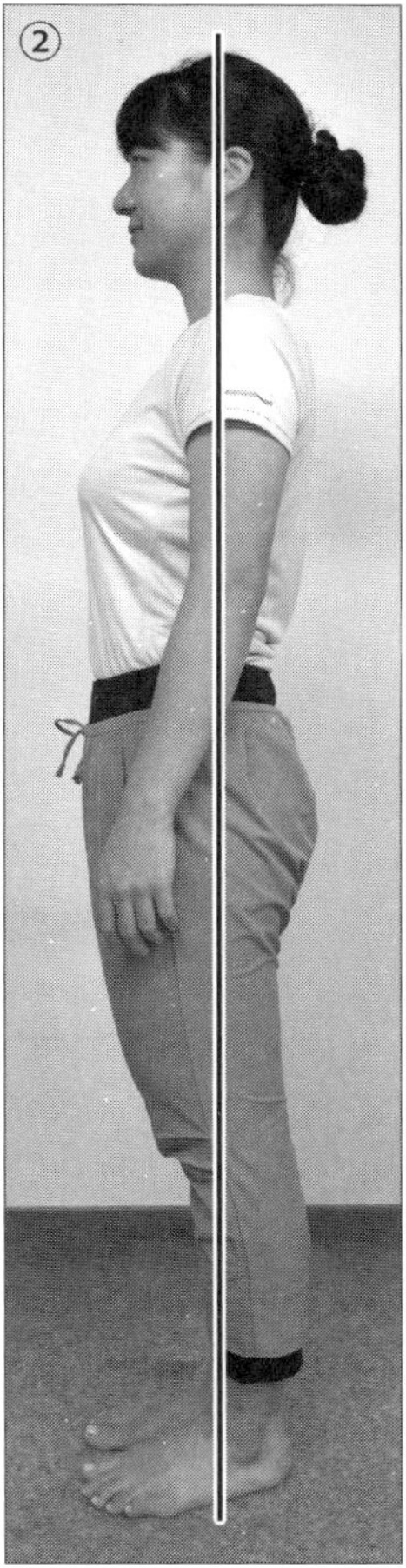

と言うことは、普段、日常でしている真っ直ぐ立っている姿勢は、実は真っ直ぐではなく、背中や腰が伸びていないのです。

家事などをしている時の姿勢は、もっと丸くなっています。屈まなければできない仕事ばかりなので仕方ありませんが、**洗い物をしたり、掃除機をかけたりしたら、一度腰を伸ばす習慣をつけましょう。**

歩くときにも、腰に良い方法と悪い方法があります。

買い物をしたものや書類の入った鞄を持って歩くのでは、手も振れず、片側に重心が偏るため腰に良くありません。

しかも、現在は公園などに行かない限り、どこもかしこもアスファルト、コンクリートです。この上を歩くのでは、足腰の負担が大きすぎます。

ひどい腰痛になった方なら経験があると思いますが、腰が痛いときに革靴を履いて歩くのは、結構腰にひびきますよね。腰痛や膝痛の方々は、スニーカーやウォーキングシューズでないときついのです。

クッション性のある靴を履き、荷物はなるべく持たないか左右に均等に分散させ、爪先同士が平行になるように注意して歩きましょう。

歩くことは、腰痛のためだけではなく、アスリートやダイエット中の人にも重要なことです。

また、外に出たら、立ち話をしている時、バスや電車を待っている時、歩く時ぐらいは、モデルさんになったつもりで背筋を伸ばしましょう。

最初は忘れがちですが、思い出したらやるように心がけましょう。これだけでも習慣になれば、背筋を使うことで姿勢の改善につながります。

生活の姿勢について

病院やカイロ、整体院の先生に足を組むな、横座りはダメなど、禁止事項を言われることは多いと思います。

当院では、あれはダメ、これもダメ、はありません。

なぜなら、足を組むのが悪いのではなく、同じ方ばかり組むのが良くないからです。

からだが歪むと、関節の動きが悪くなります。すると動きの悪い方の動作がしづらいので、足を組む時は決まって同じ方から組むようになってしまいます。

それが習慣になると、更に歪みがひどくなり、限界が来た時、腰痛になるのです。

健康で歪みがない時は、どんな格好をしていても腰痛にはなりません。

腰痛は、症状が出た時に悪くなったのではなく、その前から少しずつ関節や筋肉が硬くなり、限界が来て痛みが出るのです。

だから、ぎっくり腰のような急性腰痛の場合、腰を屈めたり立ち上がろうとしたりといった普段やっている動作、人によっては咳やくしゃみで、腰を痛めます。こんな

365日、何度も繰り返しやっている動作でも、歪みが限界に近づいていると、最後のダメ押しとなってしまうのです。

関節や筋肉の硬さというのは、痛みが無いので気付きません。症状が出て初めて気付くのです。そのため、普段から歪みをつくらないようにすることが重要です。

歪みやすい姿勢は次の通りです。

①足を組む
②横座り
③調理中や電車などを待つ時の、立ちっ放しの休めの姿勢
④重たい鞄や買い物袋を片側で持って歩く（これは骨盤の捻れ・傾きなどの原因）

特に重要なのは、片側だけ長時間しないということです。足を組みたくなったら組んでもいいので、反対側も組むことが大切です。

最初は反対側は組みづらいと思いますが、ラジオ体操やストレッチ、ヨガをする時

に、片方しかやらないということはありませんよね。これと同じで、左右両方ともを使うようにしましょう。荷物も両手に分ける、交互に持ち替えるなどの工夫をしてみてください。これが予防になるのです。

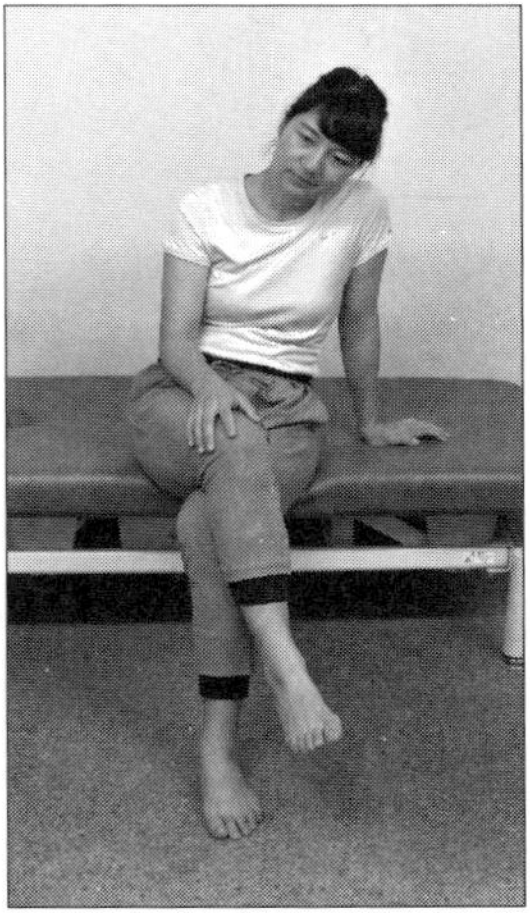

①足を組む

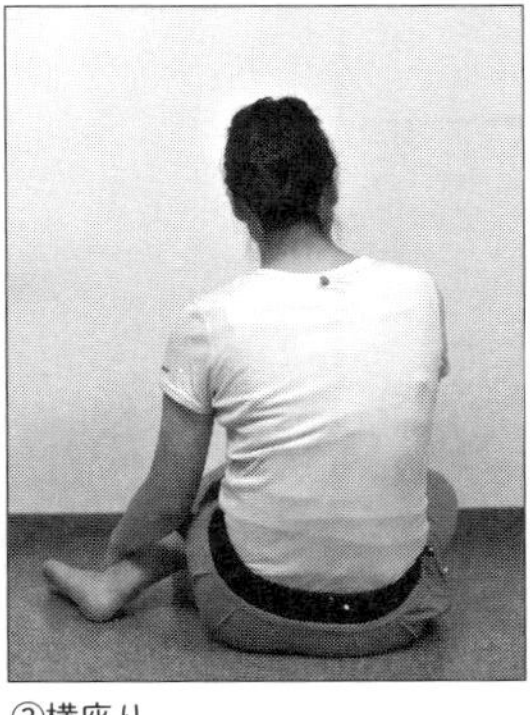

②横座り

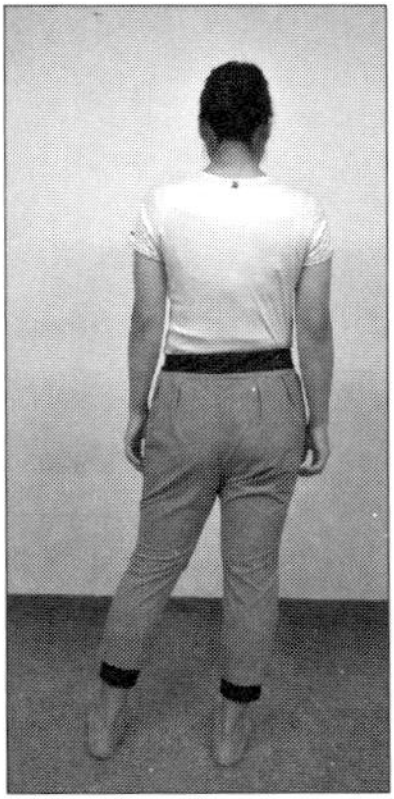

③休めの姿勢

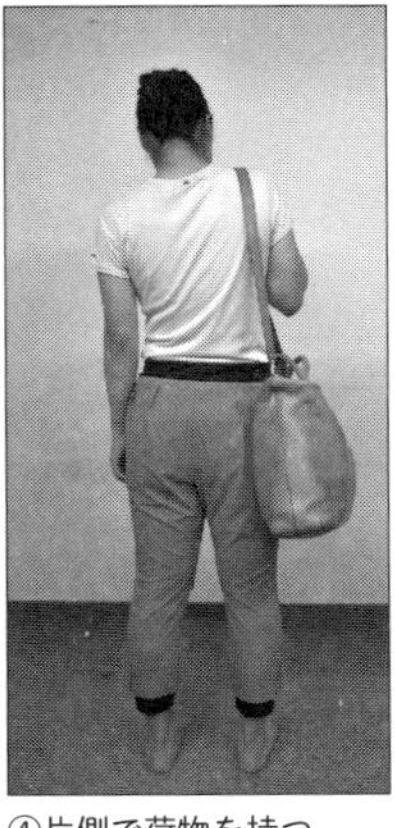

④片側で荷物を持つ

おわりに

私は修業時代から、自分のやっている施術で治る人と治らない人がいることを不思議に思い、探究してきました。

その結果、腰痛でいうなら、色々な症状を抱えて来る患者さんに同じ施術だけで対応することの限界があることに気づき、さらなる治療法を学び取り入れてきました。

どんなに素晴らしい治療法に出逢えても、患者さんの症状に100％合うものはありません。そんな治療法があったら、それだけやっていれば全ての人が治ります。

来院する全ての患者さんを、自分がやっている施術に当てはめるのでは、多くの人は治りません。

腰痛で来院された患者さんを診て、その人その人の原因を突き止め施術しなければ、腰痛は完治しないのです。

私が学んだ治療法も、効果があるものが沢山ありました。ですが、それでも良くならない方がいて、他に何か原因があるのだろうと試行錯誤した後に考案したものが、私独自の施術法です。このおかげで、以前は症状が改善できなかった重症の腰痛でも、近年は改善できるようになってきました。

それでもさらに、今の医学では手術しか手立てがないような腰痛患者さんが来院され、何とかできることはないかと探究し続ける日々です。

ここ数年の間に、健康雑誌の腰痛、股関節痛、膝痛、腕の症状などの特集に、私の施術法が掲載され、その自己療法が紹介されました。

ある時、1本の電話が鳴りました。電話に出ると、長野の女性の方からでした。「本当は施術に伺いたいのですが、私は遠方なので行くことができません。先生の自己療法を試したところ、痛みが楽になったので続けてやってみようと思うのですが、もう少し詳しくやり方や回数を教えてもらえますか」という内容でした。

詳しく説明をして、ホームページに他の自己療法のことも載せてあるので、家族の方に言って見せてもらってください、と話しました。

その時思ったのが、遠方で施術を受けられない方、具合が悪くて外出もできない方、様々な理由で私の施術が受けられないので苦しんでいる方々の症状が、少しでも楽になるなら、これからも取材を受けようということです。

そして、日本中の痛みなどの症状で苦しんでいる大勢の人達のお役に立てるよう、もっともっと効果のある施術を開発して、そして自己療法を考案すれば、皆様が健康を回復する手助けができると確信しました。

本書は、腰痛を、病名ではなく患者さんが訴える症状で4タイプに分類しました。そしてこの症状を改善させるための効果がある施術法、さらに患者さん自身で4タイプに分類するための自己診断法、分類した自分に当てはまるタイプ別自己療法を紹介しています。

腰痛でお悩みの世界中の皆様が、一日でも早く腰痛を解消できるように、これからも探究し続けていきます。

私が人生を捧げた手技療法、さらなる進化をめざして精進していく所存です。

すべては患者さんのために。

最後にこの本の出版にあたり、多くの患者さんに協力して頂き、症例を掲載させて頂きましたことを、深く感謝いたします。また、この企画を採用してくださり、図版、写真、構成、全ての編集に携わって頂いた彩図社の大澤様、本当に有難うございました。大澤様がいなかったら、この本は完成しなかったでしょう。

写真撮影をお願いしたカメラマン米山裕美様、モデルを快く引き受けてくださった今津都様、大変お世話になりましたこと、深く感謝いたします。

また、いつも陰で支えてくれる妻・由喜子、カイロプラクティックの道を共に選び出版に協力してくれた3人の息子・聖司、光洋、諭に感謝いたします。

著者

▽参考資料

・『腰痛診療ガイドライン２０１２』（日本整形外科学会／日本腰痛学会監修・日本整形外科学会診療ガイドライン委員会、腰痛診療ガイドライン策定委員会編集　南江堂）

・『成人の急性腰痛治療ガイドライン』（米国連邦政府厚生省ヘルスケア政策・研究局著／遠藤光政、大場弘、木野村吉隆、後藤雅博、中垣光一、蓮見久、森田正良翻訳・大島正光監訳　日本カイロプラクティック評議会）

・『誰でもできるトリガーポイントの探し方・治し方』（Clair Davies/Amber Davies著／大谷素明監訳　エクスナレッジ）

・日本経済新聞（２０１２年12月30日）

・日経メディカル「痛みがある膝ＯＡ患者は日本に８００万人超：ＲＯＡＤ研究で判明」https://medical.nikkeibp.co.jp/leaf/all/gakkai/jcr2008/200804/506267.html（２０２５／２／21参照）

・朝日アピタル「医療被曝、どう減らす　ＣＴ検査など統一基準」

○お問い合わせはこちらまで

〒253-0034
神奈川県茅ヶ崎市緑が浜 7-57 湘南カイロ
https://shonanchiro.org/
E-mail shonanchiro@gmail.com
※来院される患者さんの予約や施術があるため、施術の予約以外は、お電話でのお問い合わせを控えさせて頂きます。
予約以外のお問い合わせは葉書か封書、メールで上記へお願いします。

【湘南カイロ分院のご案内】

○湘南カイロ茅ヶ崎整体院
https://chigasaki-shonanchiro.net/
神奈川県茅ケ崎市共恵 1-2-1 池杉ビル 1 F
0467-87-0660 高木聖司

○湘南カイロ鎌倉整体院
https://kamakura-shonanchiro.net/
神奈川県鎌倉市由比ガ浜 3-3-22
0467-24-0178 高木光洋

○湘南カイロ平塚整体院
https://hiratsuka-shonanchiro.net/
神奈川県平塚市明石町 24-33 藤和シティコープ 1F
0463-86-6928 高木諭

【著者略歴】

高木二朗太（たかぎ・じろうた）

湘南カイログループ会長。1960 年、神奈川県茅ヶ崎市生まれ。PAAC 認定カイロプラクター。SOT ベーシック資格認定者。高校卒業後、整体院に弟子入り。あん摩マッサージ指圧師免許取得。その後、カイロプラクティックに出会い、パシフィックアジアカイロプラクティック協会 (PAAC) 附属、ユニバーサルカイロプラクティックカレッジ (UCC) 卒業。カイロプラクティック院で修行を積む傍ら、柔道整復師免許を取得。1987 年、茅ヶ崎で湘南カイロを開業。

3 人の息子もカイロプラクターとなり、茅ヶ崎市に 2 店舗、鎌倉市に 1 店舗、平塚市に 1 店舗開設。講師として PAAC 主催のセミナーを、長年の臨床経験と独自の調整法を応用手技療法と題して東京、札幌、仙台、名古屋、大阪、佐賀で開催。『わかさ』、『安心』、ムック本などに自己療法を掲載。2024 年、日本慢性疼痛学会で腰部調整法の論文を発表。2025 年、日本慢性疼痛学会で頚部調整法の論文を発表。

病院では治らなかった腰痛がさするだけで治る

2025 年 4 月 15 日 第 1 刷

著者　高木二朗太

発行人　山田有司

発行所　〒 170-0005
株式会社彩図社
東京都豊島区南大塚 3-24-4MT ビル
TEL：03-5985-8213　FAX：03-5985-8224

印刷所　新灯印刷株式会社

写真　米山裕美

イラスト　梅脇かおり

URL https://www.saiz.co.jp　https://x.com/saiz_sha

ISBN978-4-8013-0766-7 C0147

本書は 2015 年 11 月に弊社より刊行された『1 日 3 分の自己療法で 腰痛は治る！』を文庫化したものです。